TANJA SALKOWSKI

sonnengrau

Ich habe Depressionen – na und?

»Ja, du kommst davon! Nein, du musst nicht zerbrechen! Nicht der Herrgott erlöst dich, sondern deine Lebenswut.«
Andreas Altmann

»Immer denken wir, das Wesentliche müsse durch unsere Hände gemacht werden, wenn etwas Entscheidendes in unserem Leben sich ereignen solle, müssten wir etwas tun. Von früh bis spät sind wir bemüht, uns wichtig zu nehmen, immer angehalten von dem Glauben, dass es auf uns ankomme und dass wir Wesentliches verpassen würden, täten wir dieses oder jenes nicht. So geht der Alltag dahin, so verrinnen die Tage, so entschwinden die Jahre. Aber wer eigentlich sind wir? Wie viel Schönheit wird überlagert durch all das, was wir glauben, an Pflichten erledigen zu müssen! Wie viel von der Zauberkraft unseres Herzens geht zugrunde an all dem Gestampfe, Gerenne, Getrete und Gelaufe in unserem Leben, am Platzbehaupten, Hinterherlaufen, Sich-selber-vorweg-Sein! Wär´es nicht möglich, es reifte das, was wir sind, in unserer Tiefe, und wir könnten´s gar nicht erklügeln, nicht beschließen, es wäre nur einfach da?«
Eugen Drewermann

Für Mama und Papa
– in Liebe –

Vorwort

Diese Zeilen, die du jetzt liest, sind behaftet mit großem Zweifel. Und während ich sie gerade schreibe, denke ich darüber nach, wie sinnlos das doch alles ist. Jeder Buchstabe, jedes Wort und jeder Satz haben keine Daseinsberechtigung. Seit Tagen schreibe ich vor mich hin und nichts scheint zusammen zu passen. Ich bin unzufrieden. Wer sollte das hier schon lesen? Wer will es überhaupt lesen? Interessiert es dich? Und wenn ja, warum? Ich zweifle, denn ich denke, ich schreibe meine Geschichte nicht gut genug. Meine eigene Story – sie ist nicht perfekt. Aber ich muss doch gut sein. Alles, was ich mache, muss unbedingt gut sein. Sonst liest es keiner. Sonst bin ich unscheinbar. Sonst bin ich verloren in dieser Welt voller Menschen, die so gleich sind. Jeder Mensch ist anders – so ein Quatsch. Überall laufen sie rum – die Zwillinge, Drillinge, Hundertlinge, Millionenlinge. Schau sie dir doch an! Jeder macht es dem anderen nach, jeder guckt beim anderen ab, jeder wiederholt des anderen Blökerei, ohne darüber nachzudenken, ob die Blökerei blökenswert ist. Ich möchte nicht so sein, sondern anders. Ich bin es ja auch. Aber es ist nicht leicht, anders zu sein. Denn ich denke darüber nach, was andere über mein Anderssein denken. Und wenn sie etwas Negatives äußern, werde ich winzig. Und weine. Und zweifle. Deswegen schreibe ich gerade diese Zeilen und zögere schon im Vorfeld, denn ich habe Angst davor, Kritik einstecken zu müssen. Also will ich gut sein. So gut, dass jeder »Hurra« schreit, wenn er mein Buch liest! Anstatt mit Leichtigkeit zu schreiben, fühle ich mich wie eine Fliege, die mit der Hand zerquetscht wird. Ich lebe in einer Welt, wo des anderen Meinung mein Leben bestimmt. Ich habe nichts Anderes gelernt, als mir alles sehr zu Herzen zu nehmen. Und bin dadurch verwundbar und schwach. Vielleicht ist das ein Grund, warum ich krank wurde. Das kann ich nicht so genau sagen. Aber ich will Veränderung, ich will diesen Schalter umlegen, der eingerostet ist. Es scheint fast unmöglich, wenn sich jahrelang ein negatives Gedankenmuster in dein Hirn gebohrt hat. Vielleicht gibt es aber doch noch eine Chance zu entkommen.

Dieses Buch ist die größte Herausforderung meines Lebens. Denn zum ersten Mal versuche ich, nicht an die anderen zu denken, sondern nur an mich. Es soll mir egal sein, wenn jemand meckert. Es soll mir egal sein, wenn mich jemand durch den Kakao zieht. Es soll mir egal sein, wenn jemand mein Buch nicht versteht, mich nicht versteht. Dann ist es eben so, dann ist es nicht zu ändern, dann bin ich nicht daran schuld. Das sind meine Zeilen, so wie ich sie niederschreiben möchte. Wenn es ein literarisches Weltwunder wird, bin ich gern damit einverstanden. Her mit den Millionen! Her mit dem Erfolg! Wenn nicht, dann ist es auch okay. Dann habe ich den Erfolg schon gehabt, denn ich habe etwas erschaffen – ich, mit meinen eigenen Händen und meinem Gehirn.

Aber während ich gerade diese Zeilen schreibe, scheitere ich schon wieder. Ich denke ununterbrochen darüber nach, was du jetzt gerade denken könntest. Ich bin gespannt, ob ich es noch schaffe, ganz bei mir zu bleiben. Und taste mich Stück für Stück an meinen Kopf heran. Flüsternd flehe ich ihn an: »Abschalten, schreib‘ einfach! Abschalten, schreib‘ einfach!« Archibald Cronin sagte einmal: »Der Ursprung jeder Leistung ist ein Sieg über sich selbst.« Ob ich siegen werde? Die Antwort hältst du gerade in deinen Händen. Sei ruhig kritisch mit mir. Mach mich nieder. Stell mich auf‘s Schafott, wenn du willst. Leg‘ dieses Buch weg, wenn es dich nicht mitreißt, wenn es dich nicht flasht, wenn es dich nicht packt. Dann hat es keinen Sinn. Dann will ich dir nicht die Zeit stehlen, das Kostbarste, was du jemals haben wirst.

Mein Name ist Tanja – und ich habe Depressionen. Ich bin vom Weg abgekommen und habe dadurch die Gegend kennengelernt.

Noch ein kleiner Hinweis:

Eines der leidigen Symptome der Depression ist die Vergesslichkeit. Das Gehirn wird zu einem Abtropfsieb. Vergangene Bilder, Emotionen und Erlebnisse sperrt die Krankheit in eine Abstellkammer. Irgendwann wird die Tür wieder geöffnet … oder nie wieder.

Dieses Buch basiert auf Erinnerungen, die übrig geblieben sind. Sollte der Rest eines Tages wieder auftauchen, schreibe ich ein zweites.

Ich.

Heute ist mein 35. Geburtstag. Ich habe kein Geld, keinen Mann, keine Kinder, keinen Job, kein geregeltes Sex-Leben, keine Vollautomatik-Kaffeemaschine mit Super-Milchschaum-Garantie, keine wöchentlichen Friseur-Termine, keine wöchentlichen Nagelstudio-Termine, keine wöchentlichen Bikinizone-Enthaarungs-Termine, keine Satin-Bettwäsche, keine Übergangsjacke, keine Gästetoilette, keine Brunch-Verabredungen, keine Lunch-Verabredungen, keine Dinner-Verabredungen, keinen Bausparvertrag, keine Riester-Rente, keine Lebensversicherung, keine Altersvorsorge, kein Sparbuch, keine Payback-Punkte-Sammelkarte, keinen Zweitwagen, keine Aktien, keinen Urlaub, keine Stammkneipe, keinen Lieblingsitaliener, keine Mitgliedschaft im Fitness-Club, keinen Vorsitz im Verein, kein Verlangen nach Normalität, kein Verlangen nach Alltag, kein Verlangen nach mehr. Keinen klaren Kopf, keinen gesunden Körper, keine Ahnung von allem, keine Ahnung von mir – keine Ahnung vom Leben.

Heute ist mein 35. Geburtstag. Hinter mir liegt ein Jahr voller Desaster, inklusive stationärem Aufenthalt in einer »Bekloppten-Bude«. Die vielen Jahre davor waren genauso katastrophal. Ein erbitterter Kampf gegen Hoffnungslosigkeit, Alleinsein und eine Welt, die nicht mehr die meine ist. Immer der Versuch, sich aufzurappeln. Immer im Krieg gegen mich selbst. Immer am Rande meiner Kräfte. Und immer sabbernd und lechzend auf der Suche nach einem, der auszog, um mich zu retten. Es kamen viele vorbei – aber ich rettete sie, nie umgekehrt.

Man sagt, dass Menschen alle sieben Jahre in eine neue Phase treten. Dass alle sieben Jahre das Lebenskleid zurechtgezupft wird. Dass wir uns alle sieben Jahre häuten wie eine Schlange. Mein – überschaubarer –mathematischer Verstand sagt mir, dass ich mich ab heute in einem solchen siebten Jahr befinde. In aller Naivität fange ich an zu hoffen, male mir aus, wie mir das pure Glück auf meinem unglücklichen Weg plötzlich entgegenspringt. Mit großem Tamtam, Feuerwerk und einem erlösenden »Hurra! Du hast es endlich geschafft!«. Irgendwann, irgendwo in den nächsten zwölf Monaten müsste es passieren. Ja, es muss passieren. Oder eben nicht.

Mir fällt auf, dass ich aus meiner neuen Lebenszahl die Quersumme acht bilden kann. Ich mag die Acht. Sie ist rund und kugelig, geschlossen und anders. Sie hat Schwung und kein Ziel. Das mag ich. Das Fehlen eines Ziels. Alle jagen sie ihren Zielen hinterher. Keuchend, schwitzend, unachtsam und ohne Gnade. Einige gehen für sie über Leichen, andere kommen an und vergessen, was sie hier eigentlich wollten. Ich erinnere mich an »Der Vagabund«, eine kanadische TV-Serie. Im Mittelpunkt stand ein streunender Wolfshund, der durch die Welt zog und Jagd auf alles Böse machte. Er half den Schwachen, verteidigte sie und verlangte dafür keinen Dank, sondern verschwand immer wieder spurlos und ohne Ziel. Tränenüberströmt vor Rührung saß ich – damals noch im Mini-Format –vor der Flimmerkiste und glotzte. Ich wollte so sein wie er. Immer da und immer weg. Es sah so leicht aus. Heute weiß ich, dass Vagabundieren verdammt anstrengend sein kann.

Ich bin das jüngere von zwei Kindern. Mein Bruder, vier Jahre älter, ist das Paradebeispiel eines braven Sohns. Er trank nie, rauchte nie, rebellierte nie und räumte jeden Tag unaufgefordert sein Zimmer auf. Er liebte Physik und Mathematik, Logik und Rätselaufgaben. Er blieb ruhig in seinem Zimmer, spielte Commodore 64 oder las bis in die Nacht Perry-Rhodan-Bücher und GEO-Zeitschriften. Er prahlte nie mit Frauengeschichten oder machte sich irgendwas aus schnellen Autos. Er ging gerne zur Schule, war wissbegierig und lieferte gute Zeugnisse. Er brachte freiwillig den Müll raus, half beim Holzhacken, beim Rasenmähen, beim Einkäufetragen. Er setzte sich an den Esstisch und beteiligte sich stumm an den abendlichen Diskussionen.

Er schwieg lieber als zu kommentieren. Er wollte Ruhe statt Ärger. Er versank in seiner Welt statt aufzufallen.

Mein Vater ist ein Kriegs- und DDR-Kind. Er flüchtete, hungerte, kämpfte und überlebte. Sein Leben lang wollte er Sicherheit. Leistung war die einzige Möglichkeit, der Armut und dem Leid zu entkommen. Das prägte er sich in jungen Jahren ein. Diese These verfolgte er sein Leben lang: Du bist nur etwas, wenn du schuftest, sonst bist du nichts. Also schuftete er. Vom Kfz-Mechaniker zum verbeamteten Abteilungsleiter beim Bund. Vom armen Würstchen zum gutverdienenden Reihenhausbesitzer. Seine Kinder sollten es ihm nachmachen. Sein Rezept für mehr Wohlstand und Glück hatte ja funktioniert. Er wurde laut, wenn etwas nicht korrekt war. Er verlor seine Geduld, wenn ich eine Matheaufgabe nicht verstand. Er wurde wütend, wenn ich aus der Reihe tanzte (und als selbsternanntes schwarzes Schaf der Familie tanzte ich oft aus der Reihe). Er bestand darauf, dass wir als Dreikäsehochs unsere Allgemeinbildung pflegten. Er führte uns ein in die Themen der Politik und Wirtschaft – sein Steckenpferd. Er legte uns Spiegel- und Stern-Magazine in die Kinderzimmer, damit wir die Welt kennenlernen. Er übte mit uns stundenlang das richtige Händeschütteln, damit wir uns bei Fremden nicht blamieren. Er ließ uns jedes Mal spüren, dass wir mehr an uns arbeiten müssen. Nicht, weil er boshaft war, sondern, weil er unsere Zukunft absichern wollte: Für ihn zählten die schulischen Leistungen. Ein guter Beruf musste her und das dazu passende Geld. Wenn er mit irgendwas nicht zufrieden war, schimpfte er. Weil er sich Sorgen um uns machte und nicht wollte, dass wir gammeln. Mein Bruder schwieg dazu, ich war die Heulsuse. Es gab keine körperliche Gewalt. Aber das Laute war es, was ich nicht vertrug, weil ich zu den sensiblen Kindern gehörte – die, die nicht einstecken können, sondern sich krumm machen.

Mama wurde in Belgien geboren. Sie war eine hervorragende Schülerin, hübsch, gebildet, begehrenswert. Bevor sie Papa kennenlernte, wies sie drei Heiratsanträge von drei Idioten ab. Sie hatte schon damals ihre genauen Vorstellungen von einem Mann. Als medizinische Laborantin verdiente sie ihr Geld, verbrachte ihre Freizeit mit Reisen und lebte ein harmonisches Familiendasein mit Eltern und zwei Schwestern. Dann begegnete sie Papa. Er konnte kein Französisch, sie kein Deutsch, beide kaum Englisch – also kommunizierten sie mit ihren Körpern. Es funktionierte, denn ein paar Monate später standen sie vor dem Traualtar. Sie verließ ihre Heimat, ihren Job, ihre Familie und fing ein neues Leben an. Ein anderes, ein schwierigeres, ein selbstloses. Sie gab vieles für uns auf, manchmal zu viel, denn oftmals vergaß sie sich dabei selbst.

Vielleicht eine typische Marotte einer Mutter, die nur möchte, dass es allen gut geht. Sie ist die Einfühlsame in der Familie. Die, die sich dazwischen stellt. Die, die immer versucht zu schlichten. Die, die es allen recht machen möchte.

Ich bin in Zürich geboren. Mein Vater erhielt damals dort einen guten Job und meine Mutter managte die Familie. Als ich drei war, zogen wir zurück nach Deutschland. Ins Rheinland. Wieder ein neuer Job. Und meine Aufzucht in närrischen Gefilden begann. Ich ging in den Kindergarten, in die Grundschule, auf's Gymnasium, ich war im Turnverein, im Schwimmkurs und in einer Tanzgruppe. Ich liebte den Karneval und den Döppekuchen und ich war ganz mädchenhaft. Ich mochte zwar keine Pferde, aber ich liebte die Farbe rosa, Barbie-Puppen und Tagebuchschreiben. Und ich hatte massig Freunde – trotz meiner dicken Hornbrille und gefühlten Hässlichkeit. Ich weiß nicht, warum. Vielleicht, weil ich einfach ganz normal war und mich anpasste. Vielleicht, weil ich einen auffälligen Nachnamen trug. Vielleicht, weil ich stets teure Geschenke zu den Kindergeburtstagen mitbrachte. Oder vielleicht, weil ich einfach nur nett war. In der Schule blieb ich durchschnittlich. Lieber tobte ich draußen auf der Straße, dachte mir Choreografien aus, beobachtete stundenlang unseren Kanarienvogel Fiffi, sammelte Unterschriften gegen Umweltverschmutzung, sang mit der Haarbürste vor dem Spiegel oder zeichnete Prinzessinnenkleider. Erst wollte ich Tierärztin werden, dann Modedesignerin, dann Musicaldarstellerin. Dieser Wunsch blieb. Jahrelang. Ich träumte mich auf die Bühne, genoss den Applaus, die Aufmerksamkeit, die Wertschätzung. Doch nie erlebte ich das in Wirklichkeit. Denn brotlose Kunst wurde in der Familie ungern gesehen. »Lerne lieber was Anständiges« war die unaufhörliche Bitte meiner Eltern. Ich begab mich also auf die Suche nach dem Anständigen. Tief in meinem Unterbewusstsein war mir klar, dass ich nichts finden würde. Es gab nichts Anständiges, was ich mit Leidenschaft hätte lernen wollen. Es gab nichts, wozu ich mich hätte hinreißen lassen. Es gab nichts, was mein Herz erwärmte. Und es war die knallharte Katastrophe für mein sensibles Wesen.

Manchmal überrannte mich die Qual – so sehr, dass ich auf meinem Schulweg nach Hause auf der Dorfbrücke Halt machte. Sie führte über eine Bundesstraße und ich spielte minutenlang das Ich-winke-den-Autofahrern-zu-wer-winkt-mir-zurück-Spielchen. Es war ein pures Glücksgefühl, wenn jemand meinen Gruß erwiderte, denn dann wurde ich wahrgenommen. Oft schaute ich aber auch nach unten und malte mir aus, wie es wäre – dieses Fallenlassen.

Ich wählte den Beruf, von dem ich dachte, dass er mich am wenigsten verzweifeln ließe. Ich studierte Marketing und Werbung. Die pure Verzweiflung kam dennoch. Während mein Bruder seinen naturwissenschaftlichen Weg erfolgreich einschlug, wusste ich damals schon, dass ich später als Erwachsene auf ganzer Linie versagen würde. Ein Nichtsnutz. Eine einsame Alte. Eine mit Kummerspeck, Frustfalten und Loch im Portemonnaie. Eine, die es nicht schafft, ein konstantes und geregeltes Leben zu führen, wie jeder andere auch.

Und, was soll ich sagen? Ich hatte Recht!

Es gibt keine Erinnerung an ein »Ich liebe Dich«, obwohl meine Eltern dies gewiss sagten – sich und uns. Aber ausgesprochen wurde es nie. Vielmehr zeigte sich die Liebe in Handlungen. Sie legten sich mächtig ins Zeug und offerierten großzügige finanzielle Hilfen, um mich auf einen gescheiten Weg zu bringen – doch es hat nichts genützt. Ich hätte einen anderen Weg gebraucht. Aber niemand trägt die Schuld. Alles, was passiert, hat einen Sinn. Heute bin ich 35. Heute weiß ich es.

Und jetzt kommen zwei Ratschläge – die einzigen, die ich in diesem Buch erteilen werde:

1. Fang' an zu jammern.
2. Hör' irgendwann damit auf.

Teil 1

Eins. Debüt.

Sie ist olivgrün. Sie ist weich. Sie hat mahagonifarbende Füße und eine geschwungene Lehne mit Goldrand. Sie bietet Platz für zwei Ärsche, doch ich komme nur mit einem. Hier haben bestimmt schon viele Ärsche gesessen. Große, kleine, dicke, dünne, durchtrainierte, schwabbelnde, löchrige, befleckte, perfekte, rote, braune, gelbe, weiße, schwarze. Sie alle machten sich breit, harrten aus, um hoffentlich als glücklicher Arsch das Gepolsterte wieder zu verlassen. Wie edel und gemütlich so ein Möbelstück aussehen kann!

Ich hatte natürlich ganz andere Vorstellungen: So wie Psycho-Couches nun mal aussehen, wenn sie in TV-Serien Bestandteil einer Szene sind. Konservativ, beängstigend, dunkel und abgesessen. Da sieht man mal wieder, dass Fernsehen einem die Realität klaut. Ich sollte öfters die Welt selbst beobachten, statt herumzuzappen.

Zum ersten Mal in meinem Leben betrete ich einen Raum, der alles verändern soll. Zum ersten Mal gebe ich einer Psychologin meine Hand. Frau Grigoria lächelt smart, bittet mich herein und bemerkt schnurstracks meine Hemmungen.

»Sie machen das zum ersten Mal, was? Nehmen Sie doch einfach Platz.« Sie schenkt stilles Wasser in zwei Gläser, während ich meine Finger langsam über das Polster gleiten lasse. Ich muss mich davon überzeugen, dass ich in diesem Moment wirklich auf so einem Ding sitze. Nun ist es also soweit. Nun hat es mich auch erwischt. Nun gehöre ich zu den Bekloppten.

Es wirkt alles befremdlich. Der Raum, die Couch, die Frau. Das Fenster ist gekippt. Von draußen schallen ein paar Menschenstimmen und Autogeräusche herein. Meine Augen tasten nervös jeden Quadratzentimeter ab, auf der Suche nach etwas Beruhigendem. Ich entdecke ein Ölbild mit einer großen Pusteblume. Jemand scheint ihre haarigen Flugschirmchen in den Himmel zu hauchen. Aber dieser jemand ist nicht darauf abgebildet.

Ich fühle mich mies und möchte auf der Stelle gehen. Doch wieder traue ich mich nicht, meinen Willen durchzusetzen. Das kann ich seit Monaten nicht. Also bleibe ich. Wer weiß, wozu es gut ist. Frau Grigoria schiebt ihren Leder-Einsitzer ins direkte Gegenüber, so dass sie mir auf gerader Linie in die Augen schauen kann. Sie nimmt einen tiefen Atemzug.

»Wissen Sie, Frau Salkowski, die Normalen kommen zu mir und die Verrückten schwirren da draußen noch rum.« Sie lächelt gewinnend. Wie tröstend, aber vielleicht bin ich die Ausnahme. Sie legt ein schwarzes Notizbuch auf ihren Schoß, öffnet es, klickt den Kugelschreiber und wartet auf meine Geschichte. »Dann legen Sie mal los.« Stille. Ich schlucke. Ich starre sie fragend an. Es tut mir leid – ich habe keine Ahnung, wie das geht! Hier. Sitzen. Reden. Über mich. Mit einer Seelenklempnerin. Eine Katastrophe! Wo ist die Gebrauchsanweisung? Mein Gesicht fängt an zu beben, meine Augen füllen sich mit Wasser. Unkontrolliert. Der Pegel steigt – von Sekunde zu Sekunde. Frau Grigoria zeigt auf die Kleenex-Box am Fuße der Couch. Ihre Geste wirkt routiniert. Wahrscheinlich hat sie hier dauernd Heulsusen sitzen. Ich reiße zwei Tücher heraus. Ich kann nichts sagen, nur schluchzen. Noch mal zwei Tücher. Noch mal schluchzen. Fünf Minuten lang. Und es ist mir peinlich, denn ich verschwende ihre Zeit. Draußen warten noch andere Bekloppte, die sofort loslegen könnten, und ich?

»Frau Salkowski, erzählen Sie doch einfach mal, was Ihnen so durch den Kopf geht, hm?«

»Was mir durch den Kopf geht? Ich kann Ihnen nicht sagen, was mir durch den Kopf geht. Ich weiß nicht, ob er noch an mir dran ist. Ist er noch da? Sehen Sie ihn? Ich weiß nicht, was ich hier mache. Ich meine, ich sitze hier – entschuldigen Sie – bei einer Psychotante und frage mich warum. Meine beste Freundin hat mir Ihre Adresse gegeben. Sie dachte, das würde mir guttun. Gar nichts tut mir gut. Stattdessen fühle ich mich nur noch mieser. Eben weil ich hier sitze. Ich komme mir mickrig, dumm und verloren vor. Ich war noch nie verloren. In meinem ganzen Leben nicht. Ich war immer mutig und stark und hatte Esprit, Witz, Swing und Lebensfreude. Ich bilde es mir zumindest ein. Auch wenn die Realität eine andere ist. Aber ich hatte einen gut bezahlten Job, konnte mich vor Dates gar nicht mehr retten und wurde auf jede Party eingeladen. Ich war die mit dem Sonnenschein-Lächeln und dem ganz netten Arsch, verstehen Sie? Immer top gestylt, immer top organisiert, immer top in Form. Ich machte Musik, Sport, Kunst und die besten Wiener Schnitzel der Welt. Ich war die Networkerin und das Kommunikationstalent. Die, die nicht am Rand stand, sondern mittendrin. Die mit den neuen Ideen und dem unabhängigen Leben. Weltoffen, risikoreich, vor Freude beschwipst. Ein Multitasking-Wunder. Everybody's darling! Und jetzt? Ein Garnichts. Seit Monaten schlafe ich nicht mehr richtig. Ich liege tagelang im Bett und kann nicht aufstehen. Fühle mich wie Beton. Ich weine in Situationen, die gar nicht beweinenswert sind. Ich habe an nichts Spaß. Ich will nichts und niemanden sehen – keine Sonne, keine gut gelaunten Gesichter, keine Freunde, keine Partys, keine Blumen, keine Shoppingmeilen, keine Supermärkte, kein Leben, keinen Penis – ich ertrage es einfach nicht mehr. Ich will nicht mehr angerufen werden, E-Mails beantworten, SMS schreiben oder auf irgendeine Art und Weise erreichbar sein. Ich tauche unter. Ich will nichts um mich herum. Ich will sterben. Ich lese eine Seite in einem Buch und im nächsten Moment weiß ich nicht mehr, was drinstand. Ich koche etwas und wenn es fertig ist, will ich es nicht mehr essen. Ich ziehe seit Tagen dieselben Klamotten an, weil es zu anstrengend ist, neue aus dem Schrank zu nehmen. Ich lasse etwas aus Versehen fallen und fange sofort an zu weinen, weil ich von mir enttäuscht bin. Ich mache Verabredungen, aber sage sie kurzfristig wieder ab. Ich verlasse die Wohnung und drehe nach einer Minute wieder um. Weil mich die pure, nackte Angst überkommt. Weil das alles da draußen so fremd geworden ist. Weil ich nicht mehr dazu gehöre. Weil ich das Gefühl habe, dass mich alle nur anstarren. Weil ich an allem schuld bin. Wenn ein neuer Tag beginnt, weiß ich, dass ich die nächsten 24 Stunden gefoltert werde. Qualvoll bohrt sich die Verzweiflung in mein Herz und ich denke ununterbrochen daran, mich von dieser Tortur zu erlösen. Ich will mich aus der Welt schaffen. Ich will, dass mich andere nicht mehr ertragen müssen. Es würde mich doch eh niemand vermissen! Ja, das denke ich. Niemand braucht mich, niemand liebt mich, niemand sieht mich. Und ich? Ich weiß nicht mehr, wer ich bin. Und jetzt kommen Sie mir nicht mit Depressionen oder so einem Quatsch. Eine Psycho-Krankheit und ich, das passt einfach

Helfer, der das Schlimme nur noch schlimmer macht. Ich habe sie gesehen, die schlechten Vorbilder. Also will ich so nicht sein. Dies ist meine persönliche Entscheidung. Ja, ich bin ein Gegner davon. Und ja, ich stehe dazu. Antidepressiva haben ganz sicher ihre Daseinsberechtigung, und viele Betroffene wären ohne gar nicht mehr am Leben. Aber für mich möchte ich einen anderen Weg finden. Einen gesünderen. Es muss etwas geben, was mich über Wasser hält – genauso gut wie eine hormonstimulierende Tablette. Etwas, was mich einfach lachen lässt. Etwas, was mich aus dem redundanten Gedankenkarussell befreit. Nur was? Das muss ich noch herausfinden. Ich weiß, was ich nicht möchte. Immerhin! Ich weiß was!

Frau Grigoria verabschiedet mich, nachdem wir einen Termin für die erste Therapiesitzung festgelegt haben. Sie nimmt nur Privatpatienten, ich bin keine. Aber ich habe etwas Geld, also werde ich zahlen. Die einfachste Methode, um heutzutage schnell zu einer Therapie zu gelangen, ohne lange Wartezeit. Leider.

Ich verlasse ihre Praxis und fühle mich gestärkt. Wahrscheinlich, weil ich endlich einmal diesen ganzen Rotz rauslassen konnte. Mein Geheimnis ist gelüftet, mein Innerstes, mein Leid, meine Verzweiflung. Verdammt, bin ich gut drauf. Wie befreiend doch so ein Auskotzen sein kann.

Am liebsten würde ich jedem einen guten Rat verpassen, der mit langer Fresse über die Straße läuft: »Hey, bist du schlecht drauf? Leg dich eine Stunde auf eine Psycho-Couch und alles ist in Butter!« Mein Heile-Welt-Brett ist wieder da – ganz plötzlich. Ich packe es aus und surfe auf der sonnigen Welle. Heute Abend möchte ich feiern gehen, Freunde treffen, lachen. Ich bin wieder die alte Tanja. Wie schnell das doch geht! Das Leben ist schön! Danke Frau G.! Die Depressionen bleiben erstmal verschlossen. Jetzt kann ich mich wieder blicken lassen. Da draußen, wo die anderen sind. Aber die dürfen nichts davon erfahren. Nicht, dass ich heute hier war. Nichts von meinen Tränen. Nichts von diesem bösen Wort mit D.

Ich gehe zu meinem Auto, lächelnd, mit energischem Schritt. Ich habe den Kopf oben, ich schaue mir die Gegend und die Menschen an. Ich sehe bewusst hin. Das erste Mal seit Monaten. Am Eingang des Parkhauses sitzt ein alter, gebrechlicher Mann auf dem Boden. Vor ihm eine Schüssel aus verbeultem Blech mit ein paar Cent-Stücken drin – ein Bettler. Während ich auf ihn zugehe, krame ich in meiner linken Jackentasche nach Geldmünzen. Er soll was bekommen, ich bin gut drauf. Normalerweise gebe ich nur was für diejenigen, die sich etwas einfallen lassen. Für Künstler, Straßenmusiker, Kreative und Gewitzte. Für die, die sich anstrengen und mich überzeugen. Die mich vom Gewohnten fliehen. Super! An die Krankheit denke ich nicht. Das D-Wort existiert nicht. Ich habe mich nicht damit beschäftigt. Warum auch? Es geht mir gut – ja, wirklich.

Die Arbeit auf dem Schiff gelingt mir. Sie gelingt mir mehr oder weniger. Okay, sie gelingt mir so lala. Aber sie gelingt mir – ja, wirklich. Was soll ich mit einer Therapie? Reine Zeitverschwendung. Ich muss Geld verdienen, ich bin ein Teil vom Ganzen. Okay, ich arbeite 18 Stunden am Tag, spiele den Clown und habe keine Ruhe für mich – das ist doch normal bei so einem Job. Aber es geht mir gut – ja, wirklich. Vielleicht war es nur eine kleine Erschöpfungsphase, die ich damals hatte – jeder kann in seinem Leben doch mal erschöpft sein! Dieses Höher-Schneller-Weiter-Prinzip. Kein Wunder, das viele dabei durchdrehen. Und dieser Chef hatte mich in den Wahnsinn getrieben.

Okay. Der Chef hier an Bord ist auch nicht viel besser. Er setzt einen schon unter Druck und manchmal baggert er, aber was soll‘s. Das macht mir nichts aus, ich ignoriere es einfach – ja, wirklich. Und selbst wenn – ein Termin bei Frau G. und alles ist wieder gut! Man kann die Dinge ganz einfach und logisch erklären, da braucht man kein Tamtam drum zu machen. Natürlich ist die Arbeit auf dem Schiff nicht gerade die Erfüllung meines Lebens. Spaß macht es auch nicht besonders. Und vielleicht sieht man mir das auch an. Aber man kann nicht alles haben! Das Leben ist kein Wunschkonzert! Das halte ich aus – ja, wirklich. Wenn ich zurückdenke, wie ich damals so jämmerlich dagelegen habe und nur geweint habe – das war einfach nicht ich. Dass es sich irgendwann wieder normalisieren wird, war doch klar. Okay, wenn ich mich abends in meine Kabine zurückziehe, dann kommen mir manchmal unkontrolliert die Tränen. Aber das ist bestimmt nur das Heimweh. Das stehe ich durch – ja, wirklich. Meine Beziehungsängste von damals kann ich heute überhaupt nicht mehr nachvollziehen. Ich hatte geradezu Panik vor Schwänzen und meine Libido verbuddelte sich irgendwo ins Nirgendwo. Okay, an Bord habe ich langsam keinen Überblick mehr, wen von der Crew ich alles noch nicht vernascht habe. Aber die vögeln doch hier alle wild in der Gegend herum. Das ist nichts Besonderes – ja, wirklich.

Ich weiß noch, wie ich damals bei jeder Kleinigkeit die Fassung verloren habe. Mein Gott, war ich empfindlich. Okay, meine Arbeitskollegin hat mir gestern gesagt, dass ich nicht mehr alle Tassen im Schrank hätte, weil ich ausgeflippt bin. Nicht das erste Mal. Aber sie hatte meinen Kugelschreiber nicht wieder ordentlich auf meinen Schreibtisch zurückgelegt oder sie stand mir im Weg rum – da kann einem schon mal die Sicherung durchbrennen. Ich bin sonst ziemlich gut drauf – ja, wirklich. Diese ganzen Selbstmordgedanken von damals waren doch nur, weil ich nix zu tun hatte. Beschäftigt muss man sein, Ablenkung ist die beste Strategie gegen blöde Gedanken. Okay, manchmal stehe ich an der Reling und stelle mir vor, wie es wäre, jetzt ins kalte Wasser zu springen. Dann knalle ich mir in der Crewbar einen Wodka nach dem anderen rein, rauche drei Schachteln Zigaretten und interessiere mich nicht für die anderen. Sie nerven mich. Ich sitze gerne alleine in der Ecke und starre vor mich hin. Man muss auch mal alleine sein können – ja, wirklich.

Jetzt bin ich hier, wieder mittendrin. Ich sehe die Welt und genieße das Leben. Ich verdiene Geld und ich habe Sex. Ich bin eine Ameise und ich schwitze fleißig zum Wohle des Staates. Ich passe mich an, so wie es alle tun. Ich habe einen tollen Job, um den mich viele beneiden. Denn ich sehe das Meer. Und alles ist schön – ja, wirklich.

Nein.

Eigentlich nicht …

Vier. Lüge.

9:00 Uhr »Volle Kanne«, 10:30 Uhr Wiederholung von »Lena – Liebe meines Lebens«, gleichzeitig Frühstück (vorausgesetzt, ich habe Appetit), 11:15 Uhr »Reich & Schön«, 12:00 Uhr »Punkt 12«, 13:00 Uhr »Britt – Talk am Mittag«, gleichzeitig Mittagessen (vorausgesetzt, ich kann mich aufrappeln), 14:05 Uhr »Rote Rosen«, 15:10 Uhr »Sturm der Liebe«, 16:15 Uhr eine neue Folge von »Lena – Liebe meines Lebens«, 17:00 Uhr Fernsehpause – kommt einfach nichts Gutes. Ab jetzt weiß ich nichts mit mir anzufangen. Eine Stunde später erlöst mich die »Verbotene Liebe«, gleichzeitig Abendessen (vorausgesetzt, ich habe mich nicht vorher übergeben), gefolgt von »Marienhof«, »Alles was zählt«, »Gute Zeiten, schlechte Zeiten« und dann – je nach Wochentag – »Günther Jauch«, »Popstars« oder »Die Super Nanny«. Keine schlechte Bildungsmaßnahme für einen Tag. Aber eher eine Zumutung für meinen Intellekt. Der hat zum Glück gerade Urlaub.

Ich bin zurück vom Schiff. Zwei Jahre war ich unterwegs und versuche seit Wochen, an Land Fuß zu fassen. Es gelingt mir nicht. Ich lebe von Arbeitslosengeld. Wieder verbringe ich 24 Stunden in liegender Position. Meine 1,70 m lange Körpermasse macht sich klotzig auf dem hellen Wildledersofa breit und vegetiert vor sich hin. Meine lila Lieblingswolldecke habe ich wie einen Kokon um mich gewickelt. Es sollen keine Geruchsfetzen nach außen dringen, die vermuten lassen könnten, dass ich seit Tagen nicht geduscht habe. (Die Vermutung würde stimmen.) Niemand soll mich sehen. Nicht so. Nicht jetzt. Nicht irgendwann. Ich lebe alleine. Und dennoch fühle ich mich beobachtet. Meine rechte Hand lugt unter der Decke hervor. Sie streckt gekonnt die Fernbedienung Richtung Flimmerkasten und befiehlt dem Daumen, die Plus und Minus-Knöpfe zu drücken. Er ist das einzige Körperteil, das sich noch bewegen kann. Alles andere gleicht einem toten, geschlachteten Stück Vieh, das schon seit Wochen am Haken abhängt. Ob das Fleisch mit der Zeit zart und saftig wird, wage ich zu bezweifeln. Eher schimmelig und zäh. Meine Wohnung ist unaufgeräumt, schlecht durchlüftet und sicher nicht keimfrei. Überall liegen leere Flaschen, Müll, Klamotten, Essensreste und verrotzte Taschentücher herum. Auf dem Boden steht eine angebrochene Flasche Wein. Ich habe es nicht mehr geschafft, sie letzte Nacht auszutrinken. Der Suff macht willenlos, aber zum Glück auch müde. Darum trinke ich. Daneben ein paar angestaubte Informationsbroschüren und Ratgeberblättchen meiner Krankenkasse. Ich ließ mir etwas zuschicken, denn irgendwas stimmt schon wieder nicht mit mir. Das böse Wort mit D – es ist wieder da. Auf »Mehr wissen, gesünder leben« entdecke ich einen vertrockneten Weinfleck und Zigarettenreste. Diese Ironie lässt mich für eine Sekunde lang schmunzeln. Aber nur eine Sekunde. Dann fängt er wieder an. Der Kopf. Er denkt. Er rattert. Er schmerzt. Er macht mich klein. Und meine leeren Augen starren in die Glotze.

Heute kommt es ganz besonders durch. Heute fühle ich mich wie Assis, die nicht arbeiten wollen und nur sackkratzend, trinkend und rauchend in Jogginghosen und Adiletten rumhängen. Ich vergleiche, ziehe Parallelen und schäme mich. Eigentlich habe ich gar keinen Grund dazu. Denn eigentlich habe ich ja gar keinen Sack. Und eigentlich möchte ich gerne arbeiten, aber ich kann nicht. Und trotzdem bin ich eine von denen. Jene, die immer auf's Geld achten müssen. Jene, die sich mickerig und unerwünscht fühlen. Jene, über die man redet. Arbeitslos, verwahrlost, gesellschaftslos und dazu noch krank. Manchen meiner Freunde habe ich es nicht erzählt, aus Angst, sie könnten danach keine Freunde mehr sein. Auch nicht meinen Ex-Kollegen. Schon gar nicht den männlichen. Denn gerade sie fanden mich geil und umgarnten mich, weil ich einst zu den erfolgreichen Businessfrauen gehörte, gutes Geld verdiente und enge Kostüme trug. Und ich genoss es. Und ich nutzte es aus. Und ich suhlte mich im Meer der Komplimente. Jetzt habe ich auf ganzer Linie versagt. Statt zu posaunen, schweige ich lieber, umgehe, vertusche und spiele. Oh ja, ich bin eine Meisterin darin. Ich kann all diese Rollen spielen: die Harmlose, die Starke, die Liebliche, die Verletzte, die Kluge, die Naturverbundene, die Weltoffene, die Beschäftigte, die Ausgeflippte, die Selbstlose, die Gesunde, die Erfolgreiche, die Stille, die Gefährliche, die Gefangene, die Nette, die Naive, die Normale. Ich kann so tun als ob. Ich kann mitschwimmen im Pool der heilen Welt. Ich kann mich winden und aalen und drehe das Fähnchen so, dass ich nicht auffalle. Denn Auffallen bedeutet anders sein. Und Anderssein bedeutet Einsamkeit. Also passe ich mich an. Wie auf dem roten Teppich. Oscarreif, sozusagen. Aber nur dann, wenn …

Wenn es einen Tag gibt, an dem ich meinen Leib vom Sofa abkratze, die Fernbedienung fallen lasse, frisch geduscht und bepinselt über die Türschwelle trete und ganz Frau sein kann. Wenn es einen Tag gibt, an dem mein Kopf den Pausenknopf gedrückt hält und mich verdammt noch mal in Ruhe lässt. Wenn es einen Tag gibt, an dem ich nicht gleich morgens mit Tränen aufwache und alle möglichen Suizidarten von A-Z durchspiele. Wenn es einen Tag gibt, an dem ich es schaffe, ein Wattestäbchen in meine Ohren zu schieben und fühle, wie sich das anfühlt. Wenn es einen Tag gibt, an dem ich für einen kurzen Moment den Notausgang im Tunnel benutze – genau dann, wenn es einen solchen Tag gibt, stehe ich auf, gehe hinaus in diese irre Welt und lüge, bis sich die Balken biegen. Und bei einer zufälligen Begegnung mit einem männlichen Ex-Kollegen antworte ich auf die langweiligste Small Talk-Frage aller Small Talk-Fragen »Und, was machst du jetzt so beruflich?« mit einem »Ich lebe.«. Aber im Stillen entgegne ich: »Ich bin arbeitslos, weil ich depressiv bin. Findest du mich geil?«

Fünf. Alltag.

Ich habe meine Arbeit als freie Journalistin wieder aufgenommen, obwohl ich kaum in der Lage bin, vernünftig zu arbeiten. Mein Kopf sagt mir, dass ich es tun muss, mein Herz, dass ich es lassen soll. Um erst einmal Ruhe zu finden und wieder auf die Beine zu kommen. Aber wie viel Ruhe brauche ich und wann wird wieder alles gut? Wie lange soll ich noch warten? Zudem schäme ich mich, Geld vom Staat zu kassieren. Gut, ich habe dafür auch irgendwann mal eingezahlt. Dennoch möchte ich keine Nummer sein. Ein winselndes Häufchen Elend, das bei einem miesepetrigen Sachbearbeiter um Geld bettelt. Über die Zustände in einem Arbeitsamt könnte ich ein Extrabuch schreiben. Sicher gibt es in diesem Deutschland irgendwo einen sehr netten Mitarbeiter, der sich mit Fingerspitzengefühl an diese vielen Schicksale herantasten kann. Der sich Zeit nimmt. Der ein offenes Ohr hat. Der keine Vorwürfe entgegenschleudert. Der versteht. Der tröstet. Der die Antragsphase beschleunigt, damit man endlich nicht nur von Wasser und Brot leben muss und die Würde erhalten bleibt. Ich habe ihn leider noch nicht getroffen. Ein Arbeitsloser fühlt sich schon beschissen. Ein depressiver Arbeitsloser noch mehr. Warum muss man ihn um Himmels Willen dann noch mal in Scheiße tunken?!

Der Abstand zwischen zwei depressiven Schüben wird immer kleiner. Mal gebe ich drei Wochen richtig Gas und bin Teil dieser Welt, mal liege ich drei Wochen im Bett und kann mich zu nichts motivieren. Meine Ausreden für Freunde, Familie und Arbeitgeber lege ich mir vorher gut zurecht. Ich habe entweder keine Zeit oder habe den Anruf nicht gehört oder bin gerade in einem wichtigen Meeting und kann nur eine SMS tippen, oder ich muss einen ganz wichtigen Artikel zu Ende schreiben, so dass ich leider, leider, leider nicht zu einem Geburtstag kommen kann. Wenn jemand klingelt, bin ich »zufällig« gerade duschen und kann nicht an die Tür. Und wenn Redaktionssitzung ist, stehe ich »zufällig« gerade im Stau und schaffe es nicht mehr rechtzeitig. So improvisiere ich Tag für Tag. Not macht erfinderisch und ich entwickle mich zur Meister-Lügnerin, damit niemand etwas bemerkt. Ich will es nicht sagen, ich will es nicht zeigen, ich bekomme das schon wieder in Ordnung. Alleine.

Ich schleppe mich durch's Leben und weiß nicht mehr, wo bei mir vorne und wo bei mir hinten ist. Ich weiß nicht mehr, wer ich bin, was ich bin und ob ich überhaupt noch bin. Meine Freunde bekommen mich nur noch selten zu Gesicht. Und wenn sie mich zu Gesicht bekommen, spiele ich die Gutgelaunte, die Euphorische, die Alles-ist-schön-Tante. Meine Familie ist es gewöhnt, mich nur ein paar Mal im Jahr zu sehen: An Weihnachten, an Geburtstagen, vielleicht auch mal an Ostern. Es ist gut, denn so muss ich mich nicht ständig zusammenreißen. Nur diese paar Male. Wenn ich an der Tür klingele und freudig von meiner Mutter hereingebeten werde, dann schalte ich um in den Mir-geht‘s-gut-Modus. Und ich zanke, wie gewohnt, mit meinem Vater beim Abendessen, helfe, wie gewohnt, beim Kochen, mache, wie gewohnt, den Käfig von unserem Familienkaninchen sauber und alles ist wie gewohnt, so wie es immer war. Niemand erhält Zutritt zu meiner Seele. Nicht ein Hauch Einsicht wird gewährt. Während ich in Gesellschaft bin, wünsche ich mir die Einsamkeit herbei. Und während ich einsam bin, wünsche ich mir Gesellschaft. Ein ständiges Hin und Her, ein Gefühlspendeln zwischen zwei Sehnsüchten, doch man bleibt immer mittendrin stecken. Hat man das Eine, will man das Andere. Hat man das Andere, will man das Eine. Worte können nicht beschreiben, wie verrückt es einen macht. Es gibt nichts Greifbares, nichts, woran man sich festhalten kann, nichts, was man aus vollster Überzeugung will, nichts, was da ist. Ich weiß nichts, ich bin umgeben von einem Nichts. Und doch möchte man dieses Nichts, sehnsüchtig. Was für ein Kraftakt ist es doch, sich ständig wieder aufzurappeln, weil man genau weiß, dass es irgendwie weitergehen muss – irgendwie.

Doch muss es wirklich weitergehen? Das frage ich mich. Kann ich nicht einfach mal liegen bleiben und warten? Tage, Monate, Jahre – so lange warten, bis etwas passiert, ohne dass ich irgendetwas dafür tun muss. So lange warten, bis jemand kommt und mich rettet, mir alles abnimmt. Den Alltag, die Sorgen, den Kopf. Das wäre befreiend. Liegen bleiben, einfach nur liegen bleiben. Und nichts tun. An nichts denken. Sich um nichts kümmern. Nichts. Einfach ein klares Nichts.

Mein Arbeitgeber schiebt mir einen Auftrag nach dem anderen zu. Ich sage nicht Stopp, denn ich will es so. Ein Ablenkungsmanöver, um nur noch an Geschichten, Buchstaben, Zeilen, Headlines und Deadlines zu denken und bloß nicht an mich. Und doch brauche ich Stunden, um einen Satz zu schreiben und Stunden, bis ich mich traue, einen Interviewpartner anzurufen. Und Tage, bis ich einen Artikel fertig bekomme. Wenn ich ihn freigebe, wird mir übel, denn dann denke ich daran, wie schlecht er doch eigentlich geschrieben ist. Ich male mir aus, wie sich die Redaktionsleitung darüber kaputtlacht, was Frau Salkowski wieder für eine Scheiße zusammengezimmert hat. Obwohl sie mich mit Aufträgen überhäufen (und jeder Normaldenkende würde meinen, sie tun es, weil sie mich gut finden) und obwohl sie meine Arbeit loben, bilde ich mir dennoch ein, dass ich eine äußerst unfähige Journalistin bin.

Eine, die ein anfänglicher Volontär locker unter den Tisch schreiben könnte. Ich lese meinen Artikel abgedruckt in der Zeitung und schäme mich zutiefst. Was für ein Schrott! Und jeder kann es lesen! Und mein Name steht da drunter! Das nächste Mal will ich es besser machen, immer perfekter und genauer, extremer und einfallsreicher. Doch beim nächsten Mal schäme ich mich noch mehr und der Teufelskreis beginnt erneut.

Es gibt nichts mehr, was ich an mir mag. Ich finde mich hässlich, zu fett, zu doof, zu naiv, zu peinlich, zu schlecht. Wenn ich es schaffe rauszugehen fühle ich mich von allen beobachtet. Selbst vom lieben Gott, obwohl ich nicht an ihn glaube. Ich traue mich nicht mehr, etwas anzufassen, den Mund aufzumachen, nicht mehr irgendetwas zu tun, denn ich würde doch eh kläglich versagen und alle würden mit dem Finger auf mich zeigen. Also mache ich mich klein und still und wühle mich als Mäuschen durch das Leben. Immer den Käsewürfel vor der Nase, den ich noch nicht einmal riechen kann. Schmecken würde er mir auch nicht. Mir schmeckt gar nichts mehr. All das, was ich gerne tat, was ich liebte, was mich strahlen ließ und bewegte, was mich glücklich machte und zum Lachen brachte, was mein Herz berührte – all das ist mir nun egal. Es hat sich alles in Luft aufgelöst. Mein ganzes Ich ist weg. Als ob es mich nie gegeben hätte. Weggezaubert! Simsalabim, Trommelwirbel, Tataaa! Da ist es wieder: Das Nichts.

Mein Haus baue ich immer näher ans Wasser, Stück für Stück. Die Sensibilität erhöht sich, Tränen fließen, wo eigentlich gar keine fließen müssten. Ich fange an zu weinen, wenn ich meine etwas falsch gemacht zu haben. Natürlich auch, wenn ich morgens aufstehe und mich im Spiegel betrachte. Denn dann sehe ich das pure, nackte Elend. Seifenoper und Fernsehreportagen enden mit einem dramatischen Schluchzen meinerseits. Ich verkrafte keine Liebesszenen mehr, keine rührenden Begegnungen oder niedlichen Tierfilme. Selbst Homer Simpson bringt mich zum Weinen, wenn er seine Marge umarmt. Eine Comic-Figur, die meine Balance durcheinander schleudert – wie verzweifelt muss man eigentlich sein? Es wird immer später und später, bis ich einschlafen kann. Ich starre ständig auf die Uhr und versuche krampfhaft die Augen zu schließen. Immer im Hinterkopf, dass ich morgen wieder arbeiten und fit sein muss. Ich muss doch schon wieder. Ich muss. Funktionieren.

Sechs. Berührung.

Tom lädt mich ein. Er hat seit neuestem einen Job als Dirigent bei dem Musical »Ich war noch niemals in New York« von Udo Jürgens und ich schreibe ein Porträt über ihn. Ein Engländer. Witzigerweise bekommt gerade er ein deutsches Stück in seine musikalische Verantwortung gelegt. Interessant genug, um über ihn zu berichten. Und einfacher für mich, da er kein Fremder ist. So muss ich nicht erst aus Höflichkeit meine halbe Lebensgeschichte erzählen, wenn mich jemand danach fragt. Tom kennt mich schon. Und er ist ein angenehmer Mensch. Er raubt mir keine Energie. Er weiß nichts von meinen Tränen, er stellt aber auch keine neugierigen Fragen. Er ist einfach da und schenkt.

Mir geht es den Umständen entsprechend. Zumindest so gut, dass ich mich in der Draußenwelt blicken lassen kann und einen mehrstündigen Abend unter Leuten irgendwie ertragen werde.

Bevor es ins Interview geht, darf ich mir aus Reihe 6 die Show anschauen. Ein Bonbon sozusagen. Ich will eigentlich nicht, aber ich mache es trotzdem, obwohl mich Schlager langweilt (Udo Jürgens gehört nicht gerade zu meinen Lieblingskünstlern). Garantiert werde ich dort der Ü50-Fraktion begegnen und mich immer tiefer in den Sitz gähnen. Ja, das denke ich, wird passieren. Aber bitte. Ich möchte mich so gerne mal wieder berieseln lassen, von Kunst, Musik, Tanz und tollen Stimmen. Udo Jürgens wird zur Nebensache. Ich möchte mich auf die Bühne hinauf träumen – dahin, wo ich immer sein wollte. Ich kann gönnen und schenke gerne denen Applaus, die auf den Brettern, die die Welt bedeuten, stehen und schwitzend ackern, um andere Menschen zu entertainen. Also werde ich hingehen und mich überraschen lassen. Und träume mich dazu.

Der Kleiderschrank ist geöffnet, ich habe keine große Lust, mich hübsch zu machen. Gott sei Dank – oder leider – darf man heutzutage auch mit einer Jeans ins Musical-Theater gehen, darum ziehe ich sie an. Unauffällig. Ungeschminkt. Niemand soll mich anglotzen. Schon gar nicht gierige, oberflächliche Männer.

Ich mache mich auf den Weg und komme am Theater an. Mit jedem Schritt vergrößert sich mein Unbehagen. Ich könnte jetzt noch fliehen, einfach umdrehen und gehen. Ich könnte mich bei Tom krankmelden, den Artikel absagen. Udo Jürgens kommt auch gewiss ohne mich zurecht. Meine innere Stimme schreit »Hau ab!«, doch ich will mich zusammenreißen. Was für ein toller Spruch. Mein Lieblings-Motivations-Satz: »Reiß dich doch zusammen!« Wie viele Depressive verfluchen Angehörige und Freunde dafür? Obwohl es sicherlich gut gemeint ist. Aber sie verstehen nicht, dass sie dadurch nur noch mehr Schaden anrichten.

Und nun schade ich mir selbst und wiederhole diese Worte – immer und immer wieder. Eine Qual. Aber ich möchte heute unbedingt etwas schaffen. Ich möchte mich überwinden.

Also begebe ich mich in die sechste Reihe zu Platz 12. Noch sitzt niemand neben mir, ich bin froh darüber. In den letzten Wochen entwickelte ich eine leichte Soziophobie. Menschen zu ertragen ist für mich mittlerweile eine Herausforderung. Sie engen mich ein mit ihrer Präsenz und mit ihrem hirnlosen Gequatsche über Job, Haus, Kinder, die neuesten Aktienkurse und Nachbarschaftstratschereien. Grundgütiger, bitte lass mich niemals so sein! Ich beginne leicht zu schwitzen. Die Bühne ist noch abgedunkelt und die Saalmusik läuft. Ich wage einen Rundumblick und beobachte. Paare, Freunde, Kollegen, Geliebte, alle sind sie in Begleitung, lachen, freuen sich auf den schönen Abend. Für einen Moment macht es mich traurig. Wer geht schon alleine ins Musical? Niemand. Außer mir. Aber gut, ich bin heute rein beruflich hier. Ich habe eine Ausrede, die mich wieder aufpäppelt.

Die Ü50-Fraktion ist in der Tat gut vertreten. Hier und da sitzen ein paar junge Hüpfer, die wohl als Anhängsel einiger Alten unfreiwillig mitgezerrt wurden. Ihre Mimik verrät es: Udo Jürgens, so ein langweiliger Kram!

Ein dicker Mann kommt energisch auf mich zu. Hinter ihm trottet seine ebenfalls dicke Frau. Sie haben die Plätze 13 und 14 und quetschen sich durch die Reihe. Sofort zücke ich mein Handy aus der Tasche und imitiere. Ich bin busy, ich habe noch dringend etwas zu erledigen. Mein Schutzschild fährt in Sekunden hoch. Bitte, nicht ansprechen! Kein Small Talk! Der Kopf bleibt gesenkt, keine falsche Bewegung. So lange, bis die Show beginnt. Ich bin gut darin, ich habe Kondition, ich kann aushalten – jahrelanges Training. Und es zahlt sich aus, denn das pummelige Ehepaar lässt mich in Ruhe. Mein Unbehagen wird von Minute zu Minute größer, doch ich bleibe Profi. Ich werde das schaffen und mir diese Schlager-Kacke antun. Jawoll! Kein Pardon, keine Ausreden, kein Entkommen! Heute bleibe ich!

Es wird dunkel, der Vorhang öffnet sich, die Musik spielt. Ich entdecke Tom auf seinem Dirigentenpodium und bin darauf stolz, dass ich jemanden kenne, der dort vorne steht. Er als Engländer, groß geworden mit den Beatles, Rolling Stones, Fan von Amy Winehouse und Oasis, ausgerechnet er und Udo Jürgens! Der arme Kerl, denke ich. Aber er ist gerade wie ich: ganz Profi. Die ersten Darsteller lassen sich blicken, hübsche Kostümchen, schöner Gesang. Die Geschichte ist einfach erzählt: Im Mittelpunkt des Musicals steht die erfolgreiche Fernsehmoderatorin Lisa Wartberg. Ausgelastet durch ihre Karriere vernachlässigt sie ihre Mutter Maria, die im Altersheim vergammelt. Die lebenslustige alte Dame fühlt sich abgeschoben. Gemeinsam mit ihrem Lebenspartner Otto Staudach, mit dem sie ihren »dritten Frühling« erlebt, schmiedet Maria Pläne, aus dem Alltag zu entfliehen, um ihre Träume zu verwirklichen. Einmal nach New York und dort heiraten. Die beiden Senioren buchen eine Übersee-Kreuzfahrt gen Freiheitsstatue. Maria und Otto fahren entspannt auf hoher See und genießen das Leben, während Lisa und Axel Staudach, der Sohn von Otto, den beiden hinterher reisen, um sie zu Vernunft zu bringen. An Bord verlieben sich Lisa und Axel ineinander, obwohl sie unterschiedlicher nicht sein könnten. Sie karrieregeil, er bodenständig. Und die Alten zeigen den Jungen, was Leben wirklich bedeutet.

Von der ersten Sekunde an bin ich dabei, überraschend gefesselt. Heule mich von Lied zu Lied und kann es kaum fassen, wie viele Parallelen ich ziehe. Ich vergrabe mich in meinem Sessel, aber nicht aus Langeweile, sondern aus Ergriffenheit. Verdammt, wann bin ich so sensibel geworden? Früher wäre mir so ein Schlager-Tamtam locker am Arsch vorbeigegangen. Ich hasse es, Heulsuse zu sein. Verdammt! Dick & Dicki bemerken meinen emotionalen Ausbruch und reichen mir in regelmäßigen Abständen Taschentücher. »Schönes Musical, nicht wahr?«, grinst der Koloss. Ich nicke und schäme mich. Die Texte ... Sie passen so gut zu meiner jetzigen Lebenslage. Diesmal ist es keine Comic-Figur, die mich zum Schluchzen bringt. Diesmal ist es tatsächlich Udo Jürgens. Er hat mich mit seiner Musik gepackt. Ich bin fertig mit der Welt. Ich kann nicht aufhören. Muss ich mir das gefallen lassen? Muss ich darüber nachdenken? Muss ich mich so hingeben? Ich muss nicht, aber ich kann nicht anders. Automatisch verfalle ich und fange an, alles zu hinterfragen. Plötzlich ein Sinneswandel. Eine Veränderung muss her. Schnell! Ich muss wieder leben! So wie Maria und Otto. Udo – du Schuft!

Wenn ein Traum, irgendein Traum,
Sich nicht erfüllt.
Wenn die Liebe zu Ende geht.
Wenn selbst die Hoffnung nicht mehr besteht,
Nur Einsamkeit.
Wenn ein Blatt, irgendein Blatt
Vom Baume fällt,
Weil der Herbstwind es so bestimmt,
Wenn das Schicksal uns etwas nimmt,
Vertrau der Zeit.

Immer, immer wieder geht die Sonne auf
Und wieder bringt ein Tag für uns sein Licht.
Ja, immer, immer wieder geht die Sonne auf,
Denn Dunkelheit für immer gibt es nicht,
Die gibt es nicht, die gibt es nicht.

Sieben. Fall.

David kommt zum Abendessen. Es ist Valentinstag. Ich habe meine Haare gewaschen, meine Fingernägel lackiert, meine Bikinizone entwachst, meine Beine rasiert, meine Augenbrauen gezupft, meine Hornhaut entfernt, meinen Lieblings-BH, meinen Lieblings-Schlüpfer und meine Lieblings-Jeans angezogen und meine Brüste mit Hilfe eines engen Tops in Form gebracht. Ich bin exakt geschminkt – ganz natürlich, nicht zu viel. Ich habe dezent Parfüm aufgelegt und trage keine Schuhe. Barfuß. Leger, aber sexy. Unauffällig, aber anziehend. Er soll nicht bemerken, dass ich mich für ihn hübsch gemacht habe. Es soll alles leicht sein, denn in letzter Zeit bekam unsere Beziehung einige blaue Flecken ab. Ich bin schuld. Ich und meine Eifersuchtsdramen.

Ich beschwerte mich, wenn es nichts zum Beschweren gab. Immer der Gedanke, er könne mich betrügen. Weil ich es nicht glauben kann, dass mich ein Mann liebt und bei mir sein möchte. Ich suche stets nach dem Haken und pule so lange herum, bis ich etwas entdeckt habe. Und wenn ich nichts entdecke, erfinde ich etwas, so überzeugend, dass es für mich der Wahrheit entspricht. Ich schmeiße ihm einen Vorwurf nach dem nächsten vor die Füße und warte auf seine Beichte. Er kennt diese Prozedur schon. Er ist sehr geduldig mit mir, aber er beichtet nie, denn es gibt nichts zu beichten. Für zwei Tage glaube ich ihm das, danach dreht sich das Misstrauenskarussell wieder. Seit Beginn unserer Beziehung ist dies ein sich wiederholender Prozess. Und ich suche krampfhaft nach einer Erklärung.

Mein Ex-Verlobter Heiko hatte mich vier Jahre lang betrogen. Genauso lange, wie unsere Partnerschaft angedauert hat. Er führte ein Doppelleben und ich hatte nicht die leiseste Ahnung. Ein Meisterwerk aus geschickter Organisation und Schauspielerei. Seine Langzeit-Geliebte stand mal bei einem Depeche-Mode-Konzert direkt vor uns. Heiko schenkte ihr die Karten zum Geburtstag. Mir schenkte er auch welche zum Geburtstag. Sie wusste von mir. Ich nicht von ihr. Und er genoss die Anwesenheit beider Frauen, wie ein stolzer, dicksackiger Gockel im Hühnerstall. Mit einer guten Freundin hatte er ebenfalls ein Tête-à-Tête. Wir verbrachten oft unsere Freizeit miteinander, Heiko und ich, sie und ihr Freund. Im Nachhinein weiß ich, warum beide immer zufälligerweise zur selben Zeit auf die Toilette mussten, aber damals glaubte ich an Zufälle. Ich trennte mich nach vier Jahren von ihm. Nicht, weil ich sein Casanova-Dasein enttarnte, sondern weil wir uns – wie man so schön sagt – auseinandergelebt hatten. Danach keinen Kontakt mehr. Fünf Jahre später meldete er sich mit einer Beichte. Er schickte mir dreist das aktuelle Album von Depeche Mode und protokollierte auf einem DIN A4-Blatt jedes Fremdgehen mit seinen Nebenfrauen bis aufs letzte Detail und Datum. Das Wann, Wo und Wie seiner Rumbumserei wurde mir schwarz auf weiß postalisch zugesendet, »weil ich mein Gewissen erleichtern wollte«. Schön für ihn, aber ein Trauma für mich. Ich befand mich anschließend im Schock-Zustand. Wochenlang. Mein Glaube an Respekt, Treue und an die Liebe krachte zusammen. Er hätte besser die Klappe halten sollen, denn seit diesem Tag haben es alle Nachfolger nicht leicht mit mir. Vielleicht ist Heiko daran schuld, dass ich zur größten Zweiflerin wurde, vielleicht aber auch nur die Krankheit.

David ist toll. Er kennt diese Geschichte und er erträgt meine Wut. Meine Verlustängste, meine Ausraster, meine ständigen Kontrollfragen. Er erträgt alles. Zum ersten Mal fühle ich mich aufgefangen. In den vorherigen Beziehungen war es genau umgekehrt, nur extremer. Ich gab mich für den anderen auf, lebte das Leben meines Partners und vergaß mich dabei selbst. Und jetzt steht da jemand wie ein Baum und ich darf mich wie ein Affe an seine Äste hängen und hin- und herschaukeln. Er fällt nicht um. Was für ein Gefühl, was für ein wunderbarer Mann, was für ein loyaler Mensch. Er ist der Grund, warum ich vor ein paar Wochen meine Sachen packte und 800 km weiter nördlich die Zelte aufschlug. Hier oben an der Ostsee, hier oben wollte ich schon immer sein. Da, wo es anders ist. Da, wo ich atmen kann. Mir fehlte etwas, mir war unwohl und ich brauchte einen Ortswechsel. Ich wollte mir einen Wunsch erfüllen, ich wollte ans Meer. Und nach dem Musical-Erlebnis wusste ich, dass ich handeln musste. Also packte ich und ging. Nicht so ganz einfach, wenn man im Süden Kontakte hat und im Norden keinen einzigen. Zunächst zögerte ich und suchte monatelang nach einer Bestätigung, nach einem Ruck, nach einer Hand, die mich hinter sich her schleift. Dann traf ich David, der schon am Meer wohnte. Wir verliebten uns, ganz schnell, ganz intensiv. Ich nutzte diese Gelegenheit und flüchtete in seine Nähe. Seit drei Monaten gibt es nun ein Uns. Und seit drei Monaten erträgt David meine emotionale Achterbahnfahrt. Meine Szenen, meine Ängste, meine Tränen, meine Verrücktheit. Wir haben so viel Intensität. Was andere in Jahren erleben, erleben wir komprimiert innerhalb weniger Wochen. Ich werde von ihm schwanger, ungewollt. Wenn man will, kann man verhüten, ja. Vielleicht vergaß ich an einem Tag, die Pille zu nehmen, vielleicht an zwei Tagen oder mehr. Vielleicht, weil ich einmal mehr nicht ins Badezimmer gehen konnte, weil ich einmal mehr wieder stundenlang im Bett lag und weinte. David reagierte zurückhaltend auf diese erfreuliche

Botschaft. Er hat schon zwei Kinder. Eine neue Familienplanung passte so gar nicht in sein Leben. Aber er war Mann genug, um die Verantwortung dafür zu tragen und redete mit mir über die Zukunft. Wie wird es sein, wo werden wir wohnen, wer schafft das Geld an usw. Ich freundete mich langsam mit dem Leben an, das sich ganz frisch in meinem Bauch entwickelte. Nach vier Wochen erwachte ich inmitten von Blut. Ein Frühabbruch. Es sollte nicht sein. Die Erleichterung sah man David an. Nicht, weil er boshaft war, sondern weil er die Verantwortung wieder loslassen konnte. Und ich? Ich ließ es mir nicht anmerken. Aber ich zerfetzte innerlich. Tage und Nächte wurden zur Qual. Ich weinte heimlich, während David neben mir friedlich schlummerte. Manchmal wachte er auf und nahm mich in den Arm, fand aber nicht die passenden Worte. Was wäre schon passend in so einer Situation? Ich trank öfter Alkohol, um überhaupt die Augen zuzubekommen. Ich rauchte. Ich ließ mich gehen. Für die Kraft, die David aufbrachte, müsste er das Bundesverdienstkreuz bekommen. Er ist da und hält mich, und manchmal frage ich mich, wie lange noch.

Es ist Valentinstag. Ich will die Liebe feiern und den Schmerz vergessen. Es klingelt und ich warte. Er soll nicht ahnen, dass ich schon Minuten hinter der Tür stehe. Wie sehr ich mich auf ihn freue. Ich drücke die Klinke herunter, öffne die

Tür und sehe ihn. Wie schön er doch ist. Groß, breite Schultern, ein markantes Gesicht. Die gepflegten, braunen Haare zurechtgelegt, die Augen voller Liebe. Die Bewegungen sanft und doch männlich. Der ganze Mensch ein einziges Herz. Er begrüßt mich mit einer zarten Umarmung und haucht mir ein »Hallo« ins Ohr. Ich schenke Wein ein und fange an, ihm von meinem Tag zu erzählen. Dass ich heute einkaufen war und die Wohnung aufgeräumt habe. Dass ich ein paar E-Mails gelesen und beantwortet habe. Und dass ich sogar mit einer Freundin telefoniert habe. Ich erzähle das mit ganzem Stolz, denn das, was für andere mit Leichtigkeit zum normalen Alltag gehört, ist für mich Schwerstarbeit. Ein aktiver Tag ist ein Sechser im Lotto, der ausgenutzt werden muss. Ich hasse die Carpe-Diem-Prediger, aber für einen Depressionskranken ist ein effektiver Tag manchmal der Retter in letzter Sekunde.

Voller Elan rühre ich in den Töpfen herum und erzähle weiter. Heute gibt es Pasta mit Knoblauch, Tomaten und Rucola. David mag dieses Gericht. Und ich mag es, wenn ich ihn glücklich machen kann. Er sagt nichts. Schon die ganze Zeit nicht. Er steht im Türrahmen der Küche und schaut mich nur an. Es ist okay. Vielleicht hatte er genau so viel Sehnsucht wie ich und kann sein Glück kaum fassen. Ich portioniere das Essen auf zwei große, runde Teller, stelle sie auf den Tisch und zünde eine Kerze an. Ich setze mich und warte. David zögert. Irgendetwas scheint unangenehm für ihn zu sein. »Was ist los?«, frage ich ihn mit einem Lächeln. Er fixiert mich. Ich fixiere ihn. Er greift überraschend meine Hand, zieht mich vom Stuhl herunter, führt mich langsam ins Wohnzimmer und bittet mich, auf der Couch Platz zu nehmen. Ich bin etwas verwirrt, aber gespannt, was er vorhat. Er setzt sich neben mich und fängt an zu stottern. Das erste Wort, das zweite, ein ganzer Satz. Er erzählt, wie lieb er mich hat. Er erzählt von unserer Reise der letzten Monate, den schönen und den weniger schönen Momenten. Er betont, wie schön ich bin, wie klug und was für ein wundervoller Mensch ich doch sei. Er beichtet mir seine Grenzen, die er nun erreicht hätte, seine Kräfte, die nun aufgebraucht seien. Seine Angst, seine Hoffnungslosigkeit, seine Zweifel. Seine Sehnsucht nach Freiheit und Leichtigkeit. Diese vermisse er. Er bittet mich tausendmal um Verzeihung. Er schaut mir tief in die Augen. Er nimmt meine Hände in seine. Er küsst mich zart auf den Mund. Er schaut mich noch einmal an. Er haucht ein »Es tut mir leid«. Er steht auf. Er geht zur Tür. Er öffnet sie, er schließt sie. Er ist weg. Er hält mich nicht mehr. Es ist Valentinstag.

Teil 2

Acht. Tot.

18:31 **Robert:**
Frau Salkowski bitte in die Spielwaren-Abteilung ... FRAU SALKOWSKI, BITTE IN DIE SPIELWAREN-ABTEILUNG ... !!! ;-) Wo bist du, Pfirsich? Was machst du? Mach mir Sorgen ...

18:32 **Ich:**
Ich kann nicht mehr ...

18:34 **Robert:**
Ich ruf dich an, wenn ich daheim bin ...! In ca. 30 Min.

19:35 **Ich:**
Ich kann nicht telefonieren, nicht böse sein. Bin grad dazu nicht in der Lage. Ich bringe mich jetzt um. Ich habe die ersten Tabletten geschluckt.

19:36 **Robert:**
Okay ... Magst du mir wenigstens weiterhin ein paar SMS schreiben, bevor du noch mehr Tabletten nimmst und dich umbringst?

19:36 **Ich:**
Okay

19:37 **Robert:**
Was ist der erste Gedanke, der dir in den Kopf kommt, wenn du versuchst, abzuschalten?

19:39 **Ich:**
Dass ich nur noch ein Schatten meiner selbst bin. Dass ich jetzt sterben möchte. Kann nichts mehr essen und seit Tagen nicht mehr schlafen. Nur noch Tränen, Alkohol und Zigaretten. Und die Angst vor der Zukunft.

19:42 **Robert:**
Nur noch ein Schatten deiner selbst? So dünn bist du schon? ;-) Okay, Scherz beiseite. Was macht dir denn Angst, wenn du an die Zukunft denkst?

19:44 **Ich:**
Dass ich alleine bin und niemand da ist, der mich ehrlich liebt. Dass ich keine Kinder habe und keinen vernünftigen Job. Und alle um mich herum führen so ein tolles Leben, und ich? Ich bin die totale Versagerin. Und einsam noch dazu. Heute ist Valentinstag und mein Freund hat mich gerade verlassen. Hurra.

19:49 **Robert:**
Verstehe. Ja, das sind Sachen, die sich tatsächlich schnell in den Vordergrund drängen und kaum Platz für Optimismus lassen, wenn es einem

schlecht geht. Und das ist eigentlich auch gut so – Angst ist seit jeher etwas, was Menschen antreibt. Optimismus kommt nicht davon, dass man sich besonders anstrengt, sondern vielmehr durch kleine Zeichen, die sich mit der Zeit häufen. Bis man die dann erkennt, bewusst wahrnimmt und wieder anfängt zu leben! Der Zustand, in dem du dich jetzt befindest … Dieses Taube, dieses Sich-nicht-anschauen-Können, sich nicht wahrnehmen, ständig das Gefühl haben, in einem Tunnel zu sein … Das ist tatsächlich vollkommen egal! Weil die Zeichen kommen werden, die dir die Hand reichen.

19:59 **Ich**:
Wie soll ich Optimismus haben, wenn ich mich selbst nicht mehr ertragen kann … Ich bin Mitte 30 und völlig kaputt. Dabei müsste ich doch schon längst leben! Einen Mann haben, Haus & Hund, Kinder, Job. Ich gehöre nicht dazu … zu dieser Scheißwelt.

20:07 **Robert**:
Du hast eine Arbeit, eine tolle Wohnung, bist schlau, kreativ und offen und vor allem ein toller Mensch. Und zu tollen Menschen gehört, auch mal solche Erfahrungen zu machen. Es gibt alte Paare, die trennen sich nach 40 Jahren Ehe, haben nie gelernt, allein klarzukommen und stehen

plötzlich allein da. Ich will nichts schönreden, aber du bist in einem »guten« Alter für diese Erfahrung. Die, bei denen alles glatt läuft, die nenne ich »nicht normal«. Ich kenne so jemanden nämlich nicht. Ich glaube, deine Maßstäbe sind zu hoch angesetzt. Du willst alles auf einmal und springst dafür, wenn nötig, in eine Jauche-Grube, obwohl du von außen nicht siehst, was sich darin verbirgt.

20:13 **Ich:**
Ich habe aber keinen Bock mehr auf diese Erfahrung. Alleinsein kann ich schon. Eigentlich müsste ich dafür ausgezeichnet werden. »Herzlichen Glückwunsch Frau S. – Sie sind Weltmeisterin im Alleinsein. Sie können das besser als alle anderen. Kein Wunder, Sie haben ja auch ständig Gelegenheit dazu! HA HA HA!« Ja ich weiß, ich setze mich selbst unter Druck. Und setze immer alles auf eine Karte. Ich bin so extrem und damit komm ich nicht klar.

20:19 **Robert:**
Ich habe auch für dich gehofft, dass alles gut wird. So wie du von David erzählt hast, konnte man dir nur gratulieren. Dein Glaube an das Gute ist unerschütterlich, aber dieser Glaube entpuppt sich recht oft – und nicht nur bei dir – als Augenbinde, die den Blick auf die Wahrheit verwehrt.

20:25 **Ich:**
Ich bin nicht naiv, sondern ein sehr skeptischer Mensch. Wenn ich mir mit David nicht so sicher gewesen wäre, hätte ich es nicht getan. Ich weiß, ich war vielleicht nicht einfach. Aber ich wollte kämpfen, weil es für mich nichts Wertvolleres und Sinnvolleres gibt, als für die Liebe zu kämpfen. Oder ich wollte endlich den Ritter auf dem weißen Pferd, der eigentlich keiner war …

20:43 **Robert:**
Ja, das meine ich mit »unerschütterlichem Glauben an das Gute«. Du kämpfst, solange du den Glauben hast. Das ist nicht naiv, eher extrem selten. Er wollte nicht, dass da jemand kämpft, es war ihm alles zu stressig, zu eng. Er hat es nicht ernsthaft probiert. Der Ritter hätte es. Aber diese Konstellation lässt in Zukunft hoffentlich deine Alarm-Glocken läuten. Hattest du je dieses absolute Gefühl bei ihm? Oder würdest du eher sagen, dass dir deine Hoffnung ein Gefühl vorgegaukelt hat?

20:49 **Ich:**
Ich hatte das Gefühl. Ich bin zu ihm gezogen und hatte das Gefühl, endlich angekommen zu sein. Er gab mir das Gefühl. Aber ich habe ihn sehr eingeengt mit meiner Liebe. Wenn ich liebe, dann voll und ganz. Und er hat auch geliebt, aber

war noch nicht so weit, wie ich es war. Oder er hat mich nicht ertragen. Ich möchte nicht mehr kämpfen müssen, sondern einfach so sein dürfen, wie ich bin. So lieben dürfen. Ohne Einschränkungen.

21:00 **Robert**:
Ja, das steht jedem zu. Und du wirst es auch erleben, wie sich grenzenlose Liebe anfühlt, davon bin ich überzeugt. Du hast es verdient, bei den Opfern, die du bereit bist zu geben. Ich denke aber auch, wie du schon sagtest, dass du mit deinen Opfergaben etwas zu großzügig umgehst. Opfer bringt man, wenn es nicht mehr anders geht, wenn man ewig Schmerzen hat, wenn man sich nicht regelmäßig sieht, weil man endlich gemeinsam planen möchte. Dieses Gefühl sollte aber über einen längeren Zeitraum entstehen, bevor man zu Opfern bereit ist. Das war auch früher bei den antiken Stämmen so – die haben geopfert, wenn es lange Dürre-Perioden gab oder Unheil drohte … Es sei denn, du bist schon vor deinem Umzug orientierungslos auf den Wellen des Lebens umher gepaddelt und hast nur nach einem Leuchtturm gesucht, der dir eine neue Richtung weist …

21:04 **Ich:**
Das war ich schon vorher … Ja … Orientierungslos … Immer auf der Suche.

21:07 **Robert:**
Dann war es nur ein Leuchtturm, kein Festland dahinter. Heißt: Weiter paddeln und beim nächsten Leuchtturm vorher das Fernrohr auspacken und prüfen, ob sich im Nebel dahinter eine Insel befindet, auf der du alles bekommst, was du brauchst. Und erst wenn du die siehst, lohnt es sich, an Land zu gehen. Doofe Metapher … Sorry! Aber ein bisschen stimmt es schon. Hilft dir alles gar nicht :-(Toller Freund bin ich :-(Würde dich gern einfach in den Arm nehmen, so zwei, drei Stunden. Und einfach mal die Fresse halten …

21:09 **Ich:**
Weiterpaddeln fällt mir schwer … Hier liegen schon die Tabletten um mich herum, einfach um nicht mehr sein zu müssen.

21:12 **Robert:**
Ich weiß, dass du das durchstehst. Warum legst du dir nicht einen Hund zu?

21:16 **Ich:**
Wie soll ich mich um einen Hund kümmern, wenn ich mich noch nicht mal um mich selbst kümmern kann?

21:22 **Robert:**
Verstehe, aber vielleicht schafft es der kleine Strolch ja, sich um dich zu kümmern … :-) Zeigt dir Leichtigkeit und Unbeschwertheit … Und du hast jemanden, für den du da sein kannst – dem du deine Liebe schenken kannst. Und das für nicht mehr als eine feuchte Zunge … Die Sonne scheint im Moment nur auf der anderen Seite der Erde, aber sie kommt zurück. Du bist auch jetzt ein Sonnenschein, sonst würdest du nicht so verletzlich sein und so leiden. Es gibt viele Dinge, die Schatten bringen …

21:27 **Ich:**
Ich weiß, ein Hund könnte mich retten. Ich weiß aber nicht mehr, was richtig und was falsch ist. Ob der Weg über einen Hund führt. Oder erstmal über mich selbst. Ich weiß zurzeit gar nichts mehr. Außer dass du ein toller Freund bist.

21:44 **Robert:**
:-) Ich bin nur da, mehr nicht … Vielleicht ist die Frage nach dem »Was ist jetzt richtig?« wirklich an einen Profi zu richten. Es bin nur ich, der die

vermutlich exklusive Meinung hat, sich von dem Fehlschlag nicht unterkriegen zu lassen, weil man selber Mensch und stark genug ist, damit fertig zu werden. Ich würde wohl eher eine innere Trotzreaktion erzeugen, getreu dem Motto: Wegen dir, Wichser, lass ich mich nicht runterziehen und mein Leben verderben. Und schon gar nicht bringe ich mich wegen dir um! Jetzt erst recht, denn jede Sekunde MEINES Lebens hat in der Rolle eines wohlhabenden und gesunden Mittel-Europäers ein Lächeln verdient und ist absolut lebenswert! Ich habe es selber nicht geschafft, mir das immer so zu sagen, aber das ist, was ich gern tun würde. Vielleicht schaffe ich es aber auch nicht, deinen Gemütszustand in Gänze zu erfassen, denn ich hab noch nie so viel in die Liebe investiert wie du.

21:47 **Ich**:
Ich versuche jetzt zu schlafen. Hab wieder zu viel getrunken und die Pillen genommen. Die anderen Pillen packe ich wieder weg. Ich bin eh zu müde, um mich jetzt noch umzubringen. Danke.

21:50 **Robert**:
Gern geschehen … Schlaf schön, Pfirsich.

Neun. E-Mail.

Liebe Freunde, liebe Menschen, die ihr mir alle so nah steht, auch wenn ich weit weg von Euch bin …

… Es fällt mir schwer, diese Nachricht an Euch zu schreiben – sehr, sehr schwer. Aber ich habe in den letzten Tagen einen Entschluss gefasst, den ich hoffentlich nicht bereuen werde. Lange habe ich es unter Verschluss gehalten, aber jetzt muss ich einen Schritt nach vorne gehen. Und dies ist einer der wichtigsten Schritte, aber auch einer der schwersten in meinem Leben. Ich habe Euch ausgewählt, weil Ihr meine Freunde seid. Weil ich weiß, dass ich mich auf Euch verlassen kann. Weil ich weiß, dass Ihr es verstehen könnt – das, was ich Euch jetzt schreibe. Weil ich weiß, dass ich es Euch erzählen kann. Weil ich auf Eure Hilfe zurückgreifen kann, wenn ich sie brauche. Und weil ich es Euch schuldig bin, endlich die Wahrheit zu sagen … Warum ich so bin, wie ich jetzt gerade wirklich bin. Ich habe es satt, mich dafür zu schämen, ich habe es satt, es zu verstecken und ich habe es satt, mich selbst zu belügen. Und andere zu belügen, wenn ich auf die Frage »Wie geht es Dir?« mit einem »Gut – alles super!« antworte. Denn das stimmt nicht.

Ich bin depressiv. Es ist eine Krankheit – nicht mehr und nicht weniger. Es ist weder ein moralischer Makel, noch ein unmoralischer Zustand. Es ist eigentlich kein Grund für Scham, Schuld oder

Geheimnistuerei. Aber ich muss lernen, damit offen umzugehen. Und diese E-Mail hilft mir dabei.

Was ist passiert?

Meine Krankheitsgeschichte begann vor etwa vier Jahren. Die meisten von Euch kennen diese Geschichte, wissen, dass ich einen schwierigen Arbeitgeber hatte und wissen, dass der Arzt ein sogenanntes »Burn-Out-Syndrom« diagnostizierte. Was für ein schönes, modernes Wort. Heute weiß ich, dass Burn-Out nichts weiter ist als ein Symptom der Depression – viele Betroffene schmücken sich aber mit diesem tollen Wort. Denn der Begriff »Depression« ist streng tabu – wer möchte schon gerne zugeben, dass er nicht mehr alle Tassen im Schrank hat?!

Damals habe ich mir eine berufliche Auszeit genommen, ohne therapeutische Hilfe anzunehmen, und habe mich anschließend ins nächste Abenteuer gestürzt: ein Job auf einem Kreuzfahrtschiff. Volle Kraft voraus! Ich habe einfach funktioniert, unter extremsten Bedingungen. Ich habe mein gewöhnliches Programm abgespult – das Tanja-Programm: Immer einen Witz auf Lager, immer die mit dem offenen Ohr für alle, immer das Sunshine-Lächeln, immer energisch und manchmal egozentrisch, immer verantwortungsbewusst, vor allem für die anderen, immer bestrebt, es jedem recht zu machen.

Nie war es mir bewusst, dass sich allmählich in diesen Jahren die depressive Krankheit in mein Leben schlich … Wie ein kleines Ungeheuer sitzend auf meinen Schultern. Ich spürte, dass ich immer träger wurde, immer emotionaler, immer empfindlicher. Ich spürte, wie ich immer aggressiver wurde, aber auch immer ängstlicher. Ich spürte, dass ich mich veränderte. Vielleicht haben es einige von Euch auch gemerkt. Doch konnte ich gut kaschieren, überspielen, leicht sein. Wenn ich dann alleine war, brach ich wieder zusammen. Irgendwas stimmte nicht mit mir. Eigentlich wusste ich schon, was ich hatte. Denn ich ging einmal zu einer Psychologin – ein einziges Gespräch. Ich wollte wissen, was ich habe. »Sie haben eine mittelschwere Depression und sollten sich Hilfe holen.« Ich tat es nicht, weil ich Angst hatte. Ich in einer Psycho-Therapie? Quatsch – brauch ich nicht! Aber genau diese Ignoranz war mein Fehler.

Wie erging es mir in der letzten Zeit?

Ich schleppte also diesen Dämon immer weiter mit mir herum und er wurde immer größer und lastete auf meinen Schultern. Im letzten Jahr schlug dann mein Körper Alarm: Bandscheibenvorfall. Rückenbeschwerden haben immer etwas mit der Psyche zu tun, habe ich gelesen. Ich verliebte mich mal wieder in einen wunderbaren Mann, sah meine Zukunft am Meer, packte meine Koffer und war schnurstracks an der Ostsee. Ich glaubte, das wahre Glück gefunden zu haben. Doch auch der Dämon ist mit mir umgezogen. Ich wurde schwanger, erlitt aber kurz danach eine Fehlgeburt. Daraufhin trennte sich der wunderbare Mann von mir, weil ich mit meinem Schmerz und meiner Krankheit unerträglich wurde. Verurteilt ihn nicht dafür – er trägt keine Schuld. Es ist auf meinem Mist gewachsen. Anschließend fing ich an zu trinken. Ich wollte diesen Schmerz betäuben, einfach weghaben. Über zwei Wochen lang trank ich jeden Abend eine ganze Flasche Wein, um einfach nur schlafen zu können. Ich fing wieder mit dem Rauchen an. Ich krümmte mich weinend auf dem Boden und wusste nicht, wie es weitergehen soll. Ich wusste nichts mehr. Ich wollte nur nicht mehr da sein. Es wäre gelogen zu sagen, dass ich nicht daran gedacht habe, mir das Leben zu nehmen. Ja, das habe ich. Ich habe mir vorgestellt, wie es ist, wenn ich jetzt alle Tabletten, die ich im Hause habe, einfach runterschlucke. Dieser Gedanke kam mehrfach. Und er war schon minuziös geplant. Die ersten Tabletten lagen schon in meinem Magen. Heute weiß ich, dass ich mich nicht umbringen wollte – ich wollte leben. Ich woll-

te einfach nur nicht mehr in dieser aussichtslosen Situation sein.

Ich habe diese Gedanken mittlerweile nicht mehr. Ich trinke auch keinen Alkohol mehr, um schlafen zu können. Es waren ein paar heftige Wochen, die mir einiges abverlangt haben. Ich musste den Verlust eines ungeborenen Babys verkraften, den Verlust einer Liebe, den Verlust eines Glücks, was ich glaubte gefunden zu haben und den Gewinn einer absoluten Einsamkeit und Trauer. Die Spitze eines Eisberges, denn unter dem Wasser da wartet nun dieses riesige Ungeheuer. Und ich muss es endlich bekämpfen.

Die Depression erscheint einem wie der abgelegenste Ort auf dieser Erde. Kein Wunder, dass man sie auch »Krankheit der Einsamkeit« nennt. Umso schlimmer eigentlich, dass ich jetzt hier in einer neuen Stadt bin, wo ich niemanden kenne. Meine Bezugsperson, die ich kannte, ist nun weg ... Und ich bin alleine. Dieser harte Aufprall auf dem Boden der Tatsachen ist aber vielleicht genau das Richtige für mich. Ich wurde wachgerüttelt, so fühlt es sich an.

Vor ein paar Wochen ging ich also zu einem Psychologen und musste mich mit vielerlei psychologischen Tests und Fragen auseinandersetzen, die für mich sehr unangenehm waren. Nach der Auswertung schaute mich der Psychologe entsetzt an und fragte: »Wie haben Sie es geschafft, die letzten Jahre zu überleben? Sie müssen unheimlich viel Kraft aufgebracht haben!« Er ordnete eine sofortige Unterbringung in einer Klinik an. Ich warte aber immer noch auf einen freien Platz, denn die Nachfrage nach einer therapeutischen Behandlung ist heutzutage extrem gestiegen (bis zu sechs Monate Wartezeit). Aber mein Psychologe, versucht mich über seine persönlichen Kontakte schneller unterzubringen. Er könne es nicht verantworten, mich weiterhin ohne ärztliche Betreuung alleine zu lassen, sagt er.

Wie beruhigend … Aber ja, er hat recht. So geht es mir heute. Ich habe mich nicht mehr unter Kontrolle. Ich kann mich nur in guten und in schlechten Tagen ausdrücken. Wenn Ihr mich fragt, wie es mir geht, dann kann ich nur sagen: »Heute ist ein guter Tag« oder »Heute ist ein schlechter Tag«. Ein guter Tag bedeutet, dass ich meine Tränendrüsen einigermaßen im Griff habe, dass ich es schaffe, vor die Tür zu gehen. Dass ich Spaß daran habe, für mich zu kochen. Dass ich esse und zum Sport gehe. Es passiert trotzdem, dass ich durch den Supermarkt laufe und plötzlich anfange zu weinen – einfach so. Ohne Grund. Es passiert, dass ich durch die Straßen gehe und anfange zu zittern – einfach so. Aber es ist trotzdem ein guter Tag, denn ich kann wenigstens ein bisschen spüren, was um mich herum passiert.

Ein schlechter Tag ist: Ich wache morgens auf und fange an zu weinen. Ich rühre mich nicht vom Fleck, nicht aus dem Bett, nicht aus meiner Höhle. Denn hier fühle ich mich sicher. Ich weine ununterbrochen. Ich hasse Weinen. Ich hasse diese Tränen, die ungebeten kommen, wann immer sie wollen. Ich starre von morgens bis abends in den Fernseher und sehe bunte Bilder, ohne dass ich sie wahrnehme. Ich mache mir was zu essen und wenn es fertig ist, schmeiße ich es gleich wieder weg. Wenn es an der Tür klingelt, bin ich mucksmäuschenstill … Niemand soll wissen, dass ich hier bin. Ich kann sie nicht ertragen, diese vielen Menschen. Ich kann mit niemandem reden. Ich schaffe es nicht, mich anzuziehen, mich zu schminken, mir die Zähne zu putzen. Ich schaffe es nicht, mich an den Schreibtisch zu setzen, um zu schreiben. Ich schaffe es nicht, ranzugehen, wenn das Telefon klingelt. Ich schaffe es nicht, frei zu atmen, weil ein dicker Kloß in meinem Hals steckt. Ich fühle nichts mehr. Ich fühle mich nicht. Ich habe nur den Wunsch, dass es endlich aufhören soll. Ich möchte einfach nicht mehr da sein und verstecke mich unter meiner Decke, während draußen die Sonne scheint und das »normale« Leben an mir vorübergeht.

Heute ist ein guter Tag, sonst wäre ich nicht in der Lage, diese E-Mail zu schreiben.

Was ist eine Depression? Ich versuche es zu erklären.

Ich bin nicht geisteskrank – ich bin nicht verrückt. Ich bin im Besitz meines klaren Verstands – aber ich kann ihn in manchen Situationen nicht nutzen, nicht abrufen. Man hat nichts mehr im Griff: Gedanken, Emotionen, Schlaf, Appetit. Man ist im wahrsten Sinne des Wortes »zusammengebrochen«. Wenn wohlmeinende Freunde und Verwandte einem sagen: »Reiß dich zusammen!« oder »Steh auf und gehe raus – heute ist so ein schöner Tag!«, dann könnten sie es genauso gut einer Wand erzählen. Depressive können es nicht. Es ist nicht so, dass wir es nicht wollen – wir können es einfach nicht. Der erwachsene Verstand ist zwar ausreichend daran beteiligt, um zu wissen, dass wir es könnten ... wenn wir uns nur genügend anstrengen würden. Aber dann macht jeder Versuch und jedes Scheitern alles nur noch schlimmer. Und jeder ärgerliche Seufzer von Angehörigen und Freunden treibt uns weiter hinaus in die schwarze Nacht. Einer der zerstörerischen Aspekte der Depression ist die Verzweiflung. Sie ist katastrophal. Sie führt zu Hoffnungslosigkeit, Hilflosigkeit und einem entsetzlichen Gefühl von Einsamkeit. Unüberwindlich, unerträglich. Man weiß, dass man sich nicht so fühlen sollte, aber man tut es trotzdem. Es ist alles echt. Ein unkontrollierbarer Angriff auf jede normale menschliche Angst und schwierige Emotion.

Wie kann man als Außenstehender helfen?

Ich wünsche mir, dass mich jemand bei der Hand nimmt und versucht, mich wieder mit der Welt zu verbinden. Ich erwarte von niemandem, dass er mir alles abnimmt, aber ich brauche Hilfe, um meine Taten als das zu sehen, was sie sind – unangemessene Reaktionen.

Wenn Ihr mir helfen wollt, dann redet über Euch und Eure eigenen Gefühle. Teilt mit mir eine Zeit, in der ihr vielleicht selbst am Boden lagt. Jeder kennt das Gefühl. Es ist nur so, dass dieses Gefühl in der Depression intensiver erscheint und mich einigeln lässt.

Wenn ich mich mal wieder zurückziehe, auf keine Mails antworte und keinen Anruf entgegennehme, dann ist es nichts Persönliches gegen Euch. Dann dürft Ihr mir nicht böse sein. Gerade dann bin ich dankbar, dass Ihr Euch nicht zurücknehmt, sondern weiter an mir dranbleibt. Vielleicht mal eine SMS schreibt, einen netten Brief, eine witzige Geschichte per Mail erzählt. Ich werde höchstwahrscheinlich nicht darauf reagieren, aber Ihr könnt Euch sicher sein, dass ich es wahrnehmen werde und es mir guttut. Ich brauche eine Verbindung zu der »normalen Welt«, denn in meinen schlechten Tagen lebe ich in einem Paralleluniversum, das so leer von vertrautem Leben ist, dass ich Vertrautes gerade dann gebrauchen kann.

Es tut mir leid, falls ich einige von Euch jetzt damit überfordere. Fühlt Euch nicht zu irgendwas gedrängt oder gezwungen. Ich weiß, dass es nicht einfach ist, mit so einer Krankheit umzugehen. Wichtig ist mir nur, dass Ihr darüber Bescheid wisst. Wichtig ist mir auch, dass ihr es als Krankheit seht, so wie wenn man eine Grippe hat. Nur schlucke ich keine Grippostad C, sondern quatsche mit Psychologen, um wieder gesund zu werden. Das ist alles. Ein harter Weg für mich. Aber dringend notwendig.

Ab heute ziehe ich in diesen Kampf – und ich hoffe, Ihr bleibt an meiner Seite.

Fühlt Euch gedrückt,
Eure Tanja

Zehn. Freunde.

Sie sind weg. Keine Reaktionen. Anfangs sprachen sie noch ihr Mitgefühl aus, boten Hilfe an, wünschten mir Kraft. Das Ganze hielt genau drei Tage. Manche haben auf mein »Outing« gar nicht geantwortet. Die, mit denen ich kurz davor noch fröhlich feierte und das Leben begoss. Die, die mir etwas über »best friends forever«, Loyalität und Toleranz predigten. Bis heute habe ich nichts mehr von ihnen gehört. Ich komme überraschenderweise gut damit zurecht. Vermutlich, weil ich die Konsequenz von meiner Offenheit schon geahnt habe. Nicht umsonst schwieg ich jahrelang, aus Angst verlassen zu werden. Ich hatte recht, es passiert wirklich. Bin ich böse? Nein. Bin ich enttäuscht? Etwas. Bin ich traurig? Sowieso.

Danke, liebe Freunde, für die wildesten Partys, Shoppingtouren und alkoholisierten Philosophiestunden. Danke für euren unermüdlichen Einsatz, Lästereien, Kochrezepte, Make-up-Tipps, Liebhaber und Lebensweisheiten mit mir auszutauschen. Danke für ein spontanes Bier, Kissenschlachten, Fahrradausflüge und Fußballgegröle. Danke für laute Musik, Durchmachen, Brüstevergleich und Halli Galli. Danke für nette Tischgespräche, Kuchenvorbeibring-Aktionen, Unsinnigkeiten und Feuertänze. Danke für eure Zeit. Ihr seid nicht geblieben, weil ich jetzt krank bin. Aber es ist okay, denn vielleicht habt ihr Angst oder seid unsicher. Ihr wisst nicht, wie ihr mir begegnen sollt. Ihr findet nicht die passenden Worte. Oder ihr wollt ausschließlich Friede-Freude-Eierkuchen und keine traurigen Geschöpfe in eurem Leben. Vielleicht seid ihr aber selbst am Arsch und könnt keine Gesellschaft gebrauchen. Oder vielleicht denkt ihr, dass ich nicht mehr alle Tassen im Schrank habe und nun in die Klapse gehöre. Vielleicht möchtet ihr mit diesem »Pack« nichts zu tun haben. Vielleicht habt ihr aber auch einfach keine Ahnung, was Depression ist und möchtet es auch gar nicht wissen. Es ist wirklich okay, ich verzeihe euch und lasse euch gehen.

Was bleibt, sind die Engel. Ich will nicht sagen »die wahren Freunde«. Die anderen waren es mit Sicherheit auch – bis zu einer bestimmten Grenze. Aber jetzt traut sich nur noch eine Handvoll über die Linie. Sie verlassen die gemütliche Zone und treten, schwer bepackt, in die ungemütliche. Sie bringen Geduld mit, Kraft, Ausdauer, Akzeptanz, Leichtigkeit, Neugierde und vor allem Liebe. Sie schicken mir Postkarten mit herzlichen Worten, sie schicken mir Blumen, damit ich Farben sehe, sie fahren 800 Kilometer, um mit mir ein Eis essen zu gehen, sie recherchieren im Internet und schicken mir Adressen von Selbsthilfegruppen und psychologischen Einrichtungen. Manche offenbaren sich und erzählen von Depressionskranken in der eigenen Familie. Sozusagen ein

Outing nach meinem Outing. Wie kurios. Manche gestehen ehrlich, dass sie nicht einen Hauch von dem nachempfinden können, was ich empfinde. Und dass sie es auch nie verstehen werden, weil es das in ihrer Welt nicht gibt. Sie können also nicht mit mir darüber reden, aber sie melden sich trotzdem – jeden einzelnen, beschissenen Tag – und erzählen. Irgendwas. Hauptsache, ich werde abgelenkt, damit ich nicht auf dumme Gedanken komme, damit ich merke, dass ich noch existiere. Wir einigen uns darauf, dass auch ich mich jeden Tag melde, ein kleines Lebenszeichen, selbst wenn es nur ein Punkt in einer SMS ist. So sehr ich es auch will, an manchen Tagen gelingt es mir nicht, weil ich mal wieder ein Meeting mit meinem Ungeheuer habe. Manche sind kurz davor, den Rettungswagen zu mir zu schicken. Sie haben Angst, dass ich wieder mit Tabletten auf dem Küchenfußboden liege und bangen stundenlang. Ein schlechtes Gewissen macht sich bei mir breit. Ich bereite meinen Freunden Sorge. Ich bereite ihnen Kummer. Niemals absichtlich, nur weil ich nicht anders kann.

Anders ist es, wenn es mir schlecht geht und niemand ist sofort zur Stelle. Beispiel: Ich befinde mich in einem tiefen Loch. Freude weg, Hoffnung weg, Verstand weg, Realität weg. Ich greife zum Handy, um per SMS nach Hilfe zu rufen. Dann greife ich zum Wein, weil niemand antwortet. In diesem Moment bin ich mit mir alleine. Ganz alleine. Nach langen Minuten des Wartens meldet sich immer noch niemand und die Tränen laufen verstärkt. Der Dämon bohrt sich immer tiefer in mich hinein. Schlagartige Zweifel. Ich bin nichts wert. Niemand meldet sich. Ich bin nichts wert. Niemand kümmert sich. Ich bin nichts wert. Niemand ist für mich da. Ich bin nichts wert. Absolut gar nichts. Irgendwann meldet sich vielleicht Robert und schreibt, dass er gerade unterwegs sei mit Freunden. Er könne erst später für mich da sein. Das totale Aus für meine Seele. Noch mehr Alkohol, noch mehr Tränen. Sofort ziehe ich einen Vergleich. Andere sind also gerade wichtiger als ich? Noch mehr Wertlosigkeit. Am nächsten Tag hagelt es Vorwürfe. Ich schmeiße Robert alles vor die Füße. All die Verzweiflung und Trauer, die ich letzte Nacht hatte und die er sich nicht anhören wollte. Ich habe die Nacht irgendwie überstanden. Der Alkohol zwang mich glücklicherweise in den Schlaf. Ich habe sie alleine überstanden, aber ich hätte trotzdem ein offenes Ohr gebraucht. Aber Robert war nicht da. Und ich lasse ihn meine Enttäuschung spüren. Mache ihm ein schlechtes Gewissen. Er fühlt sich angegriffen, denn schließlich ist er sonst immer da. Das stimmt. Aber gestern nicht. Und ich bin nachtragend. Und ich bin wütend. Und ich bin egoistisch. Und ich verzweifle an mir selbst, denn ich erwarte wirklich von einem Freund, dass er immer für mich da ist. Und ich weiß, dass ich es wäre. Und ich überlege, ob diese Erwartungen nicht zu hoch gesteckt sind – denn schließlich haben beste Freunde auch ein eigenes Leben. Und ich weiß, dass der Umgang mit Depressiven nicht der einfachste ist. Und ich fühle mich mies. Und ich fühle mich schuldig. Und ich ertappe mich dabei, wie viel Verantwortung ich abgebe. Verantwortung, die ich für mich tragen muss. Ich ganz alleine. Und ich habe nicht das Recht, andere für mich zu beanspruchen. Schon gar nicht 24 Stunden lang. Denn letztendlich muss ich doch ganz alleine durch diesen dunklen Tunnel.

Es wird einiges von deinen Engeln abverlangt. Aber sie verzeihen dir – immer wieder – und sie bleiben. Freiwillig. Weil du du bist. Ehrlichkeit verschafft dir vielleicht nicht viele Freunde, dafür aber die richtigen.

Elf. Pause.

Wenn es etwas gibt, das ich auf die Top-Ten-Liste der grausamsten Grausamkeiten aller Zeiten setzen würde, dann ist es die Schlaflosigkeit.

Schleichend kam sie zu mir und begleitet mich nun schon seit Monaten. Mich, die sonst Langschläferin war. Nie hatte ich Probleme damit. Ich gehörte auch nie zu denjenigen, die nachts aufwachen, weil sie aufs Klo müssen. Um mich herum hätte James Last mit seiner Bigband ein dreistündiges Konzert geben können, ich hätte es nicht mitbekommen. Tief. Fest. Weg. Einfach schöner, purer Schlaf. Zehn Stunden am Stück.

Und jetzt? Jetzt starre ich nachts an die Decke, wende meinen Körper in alle erdenklichen Positionen und suche nach der Auszeit. Keine Chance. Der Grübelmodus läuft. In Dauerschleife. Es gibt keine bestimmten Themen, die mich beschäftigen. Es ist einfach alles. Ich kann es nicht mehr auseinanderfriemeln. Ich kann nicht mehr klar denken. Ich finde keinen Anfang und kein Ende. Vor mir liegt ein großer Haufen voller Angst.

Es ist still und dunkel um mich herum. Ich höre von draußen ein paar einzelne Autos – wahrscheinlich Schichtleute, die gerade zur Arbeit fahren oder Feierabend haben und sich nun auf ihr wohlverdientes Bett freuen. Gott, wie sehr ich sie beneide! Schlaftabletten nehme ich nicht, aus

Sorge, ich könnte »aus Versehen« zu viele schlucken. Ich habe eine andere, nicht weniger radikale Methode für mich entdeckt: Alkohol! Jeden Abend eine Flasche Wein, um zwei Dinge für einen Moment aus meinem Leben streichen zu können: 1. Negative Gedanken und 2. Wachheit, die mich umbringt. Es funktioniert. Doch von Tag zu Tag brauche ich mehr »Stoff«, um runterzukommen. So viel, bis ich mich taumelnd durch meine Wohnung bewege; so viel, bis ich an nichts Anderes mehr denken kann als ans Pinkeln; so viel, bis sich die Wände um mich herum drehen und ich diesen Rausch regelrecht genieße; so viel, bis ich die Augen schließe und das Schönste erleben kann, was es zur Zeit für mich gibt: Kopfruhe!

Das morgendliche Erwachen beginnt, wenn der Kopf wieder zuschlägt. Dann liegt das wachgewordene Stück Fleisch eine Weile still, starrt wieder die Zimmerdecke an und grübelt in sich hinein, bis es sich wiedererkannt hat und bemerkt: Scheiße – ich lebe noch! Scheiße – schon wieder ein neuer Tag! Wenn es möglich ist, windet sich mein Körper aus dem Bett, schleift sich widerwillig über den Parkettboden Richtung Badezimmer und tritt vor den Spiegel. Was es dann zu sehen gibt, ist weniger ein Mensch, eher das Antlitz eines Zombies aus Michael Jacksons Video »Thriller« und die pure Verzweiflung einer Erschöpften. Jeden Morgen dieses Bild. Jeden

Morgen dieses Grauen. Jeden Morgen die gleiche Erkenntnis: Alkohol ist meine Lösung. Für eine begrenzte Zeit. Auch wenn ich jeden Morgen zum Kotzen aussehe und mich jeden Morgen zum Kotzen fühle. Auch wenn es gerade das Ungesündeste ist, was ich meinem Körper antun kann. Aber es ist jetzt meine Waffe. Denn die Kreatur vor dem Spiegel wird weiterkämpfen und kämpfen, bis sie fällt. Nicht weil sie heldenhaft ist, sondern weil sie sich – zum Glück – eine Alternative nicht mehr vorstellen kann.

Zwölf. Fusion.

Ich bestelle mir einen ganzen Berg Bücher bei einem Online-Versand, weil es 1. praktischer ist und 2. ich mich auf keinen Fall in eine Buchhandlung mit vielen Menschen und vielen Verkäufern und noch viel mehr Blicken trauen würde. Menschenscheu. Panik. Ich würde tot umfallen. Zumindest in Ohnmacht. So muss ich nur einen einzigen Zweibeiner ertragen: den Paketboten. Er wird von mir mit einer schnellen Unterschrift auf diesem komischen Plastikding mit diesem komischen Plastikstift abgespeist. Kein Blick von mir, nur ein flüchtiges »Hallo« und »Tschüss« reicht. Ich denke, das bekomme ich gerade noch so hin. Ich werde mir zwar danach Abermillionen Gedanken darüber machen, was der nette Bote von mir halten könnte. Ich werde daran verzweifeln, mich dafür hassen, dass ich so unhöflich bin. Ich werde tagelang daran zu knabbern haben und mich schämen … Und darauf hoffen, dass ich ihm nie wieder begegnen muss.

Ich bestelle mir gut bewertete Bücher, die irgendwas mit Depression zu tun haben. Von Roman über Sachbuch bis Autobiografie. Alles, was der Markt gerade so hergibt. Ich will studieren. Ich will lernen. Ich bin momentan in der Lage dazu. Außerdem brauche ich mal eine andere Beschäftigung als TV-Fernbedienungen quälen. Ich will endlich wissen, warum ich das habe, was ich habe. Diese Krankheit mit dem dicken D, die mich so umhaut. Was ist das genau? Warum gerade ich? Warum nicht andere? Habe ich nicht mehr alle Tassen im Schrank? Und wenn ja, bin ich die einzige Bekloppte auf dieser Welt?

Manche Bücher klappe ich nach zehn Seiten wieder zu, weil sie mich nicht anmachen, nicht fixen. Weil sie mir zu kompliziert sind. Weil sie mich nicht berühren und nur Fakten auf den Tisch legen. Verlust der emotionalen Fähigkeit, emotionale Taubheit, Müdigkeit, Konzentrationsstörungen, Schuldgefühle, anhaltende innere Leere, verändertes Verhalten, Abnahme der Leistungsfähigkeit, Sinnlosigkeit des Lebens, gedrückte Stimmung, verminderter Antrieb, akute Suizidalität, Sorge um die Zukunft, Hypochondrie, Zwang zum Grübeln, Appetitlosigkeit, Gewichtsab- oder zunahme, Abnahme der Libido – hab‘ ich, hab‘ ich, hab‘ ich! Ich weiß das alles. Aber es bringt mich nicht weiter. Liegt wohl daran, dass die meisten dieser Buchautoren niemals selbst eine Depression durchlebt haben. Sie erzählen nur das, was sie erzählt bekamen oder studierten. Und verdienen damit Geld, u.a. auch meins. Ich ärgere mich, denn wieder mal tauchen Menschen auf, die meinen, sie wüssten, wie sich das anfühlt. Die fachsimpeln und klugscheißen, die mit Tipps und Tricks um sich werfen und die Menschheit retten wollen. Es ist zum

Heulen. Bitte verschont mich mit Ratschlägen und Lebensweisheiten. Auch wenn sie gut gemeint sind. Ich will etwas von Gequälten wissen. Von Geschändeten, Gestörten, von Getriebenen und Gefesselten. Von denen, die durch die Hölle gegangen sind. Von denen, die wissen, wie das ist, wenn man aus lauter Verzweiflung auf dem Boden kriecht und nicht mehr aufstehen kann. Nur von ihnen kann ich lernen. Nicht von den Happy People.

Es gibt sie, diese Bücher, und ich verschlinge sie regelrecht, wenn es mein Zustand zulässt. Manche Seiten muss ich an manchen Tagen wiederholt lesen. Nicht, weil ich den Inhalt nicht verstanden habe, sondern weil mir meine Vergesslichkeit in die Quere kommt. Auch ein Phänomen der Krankheit: ein plötzlich auftauchendes Kurzzeitgedächtnis, das dich geradezu irre macht. Beispiel: Ich liege im Bett, ich stehe auf, ich gehe ins Badezimmer, ich putze mir die Zähne, ich gehe zurück, ich lege mich wieder hin und frage mich, ob ich mir heute schon die Zähne geputzt habe.

Ein spannender Moment passiert. In einem Buch finde ich eine Auflistung sämtlicher Adressen von Depressions-Internetforen. Ich bin überrascht, denn ich habe zuvor noch nie daran gedacht. Warum auch? Ich kann ja seit Monaten nicht mehr klar denken. Schließlich bin ich ein Anfänger und niemand hat mir eine Gebrauchsanweisung in die Hand gedrückt. Aber ja, natürlich! Es müsste sich doch auch etwas im Netz finden, das mich nicht ganz alleine stehen lässt. Ich klappe sofort den Laptop auf und beginne zu beäugeln. Ich melde mich in einigen Foren an und lese einfach nur mit. Heimlich. Still. Niemand soll mich bemerken, ich bemerke aber die anderen und beobachte. Ich durchstöbere die Themen, die Sorgen, die Gedanken. Ich ertrinke in dieser Flut voller Anderssein, voller Menschen, die genauso gestrandet sind. Mein Gott, wie viele es gibt. Hunderte, Tausende. Sie alle sind so wie ich. Sind betroffen und getroffen und voller Leid. Und zum ersten Mal fühle ich so etwas wie ein Zuhause. Mir kommen die Tränen. Es gibt sie also, die Geschichten von den anderen. Und ich bin dankbar dafür. Denn endlich treffe ich auf Verständnis. Endlich gibt es solche, die genauso fühlen wie ich, genauso ticken, denken und tränen. Die das alles in Worte fassen können, wozu ich nicht mehr in der Lage bin. Die mir ein Heim geben, einen Ort, an dem ich ganz so sein darf, wie ich momentan bin. Ohne verstellen, ohne Lügen, ohne Alles-ist-toll-Laune. Ohne mich zu vergessen. Ohne, dass mich irgendjemand uninteressiert zum tausendsten Mal fragt, wie es mir geht. Sondern einfach nur sagt: »Willkommen in meiner Welt. Es ist jetzt auch deine. Und wir sind ein Team!«

Dreizehn. Warten.

Monate, Monate, Monate – nicht Tage, nicht Wochen, sondern Monate. Dabei bräuchte ich unbedingt ein Jetzt. Der Versuch meines Psychologen, einen schnellen Therapieplatz per Vitamin B zu bekommen, ist misslungen. Ich stehe da, wo alle stehen: am Anfang, nicht am Start. Man hat eine Diagnose. Man braucht dringend Hilfe. Jetzt. Aber es gibt sie nicht. Wenn ich mir auf offener Straße die Pulsadern aufschneiden würde, wäre der Aufschrei groß und sofort Hilfe da. Ich würde in die Notaufnahme kommen – vorausgesetzt ich lebte noch – man würde mir einen Psychotherapeuten zur Seite stellen, man würde mich betreuen, mich betüddeln, mich aufpäppeln, mich zum Leben erwecken. Die Sache hat nur einen Haken: Ich möchte mir nicht die Pulsadern aufschneiden! Ich möchte nur mit jemandem reden, der sich mit diesem verflixten D-Universum auskennt und der mich wieder ganz macht. JETZT!

Ich bin eine kleine gesetzlich Versicherte ohne Geld. Zudem nicht in der Lage, irgendwelche Anträge auszufüllen und Kriege mit meiner Krankenkasse zu führen. Sie würde, je nach Lust und Laune des zuständigen Sachbearbeiters, die Kosten für einen nicht zugelassenen Therapeuten übernehmen … Oder auch nicht. Doch da ich eh schon alles in meinem Leben schwarzsehe und noch nicht einmal in der Lage bin, den Telefonhörer in die Hand zu nehmen, gebe ich schon vorher auf. Hilfe annehmen kann ich nicht. Niemand weiß, dass ich sie jetzt brauche. Ich kann sie nicht äußern. Also liege ich mal wieder flach und warte darauf, dass etwas passiert. Schere, Stein, Papier. Ich schnickschnackschnucke mich durch den Tag und frage mich jedes Mal, ob ich heute gewinne.

Ich bin einsam. Die Bücher sind gelesen, der Fernseher läuft, in der Küche liegt dreckiges Geschirr und vor meinem Fenster passiert das Leben. Ich warte auf den Tag, der mich wieder aufstehen lässt. Es könnte Wochen dauern, bis er kommt, aber das macht nichts. Wenn er kommt, werde ich ihn nutzen, um etwas Sinnvolles zu tun. Vielleicht nach draußen gehen, spazieren, einkaufen, mal einen Freund anrufen, Wäsche waschen, eine Runde mit dem Auto fahren oder an einer Blume riechen. Etwas Banales. Etwas, was jeder Mensch jeden Tag tut. Normalerweise würde ich mich in irgendeiner Single-Onlinebörse anmelden. Das habe ich in der Vergangenheit sehr oft getan. Meistens dann, wenn ein depressiver Schub angeschlichen kam, nur um Kontakt nach »draußen« zu haben und nur für einen kurzen Augenblick das Gefühl zu bekommen, dass mich jemand sieht. Vielleicht auch, um mich anflirten zu lassen, um die Bestätigung zu bekommen, dass ich eigentlich auch noch eine Frau bin und nicht nur ein außerirdisches, krankes Wesen.

Ich würde mich ungern mit den Herren real treffen, ich würde einfach nur genießen und sie benutzen, um mich über Wasser zu halten. Aber ich tue es nicht. Seit David interessieren mich keine anderen Männer mehr. Im Gegenteil: Es widert mich geradezu an, wenn mich jemand anschaut, mir zuzwinkert, mir Komplimente macht. Nähe kann ich nicht mehr ertragen. Noch nicht einmal virtuelle. Ich habe das Gefühl, dass es nie wieder so sein wird wie früher. Die Tür zu meinem Herzen ist geschlossen. Ich verschwende keinen einzigen Gedanken daran, mich jemals wieder verlieben zu wollen. Dieser Zustand existiert nicht mehr, gestrichen aus meinem Gefühlsroulette. Ausgelöscht durch zu viel Schmerz. Es gibt Wichtigeres. Es gibt nur eines. Es gibt nur noch mich und die Krankheit.

Draußen zwitschern die Vögel, die Sonnenstrahlen erhitzen die Straßen und die Welt wird wieder bunt. Es ist April. Der Frühling macht sich breit und schenkt jedem Genießer ein Lächeln. Ich sitze schon seit Stunden auf der Fensterbank und schaue den Menschen zu, die sich von A nach B bewegen. Ich frage mich, ob es ihnen gut geht. Ob sie glücklich sind. Ob sie frei sind. Ob sie ihr Leben lieben. Oder ob sie genauso dahinvegetieren, wie ich es gerade tue. Vielleicht hat es sie auch erwischt, aber sie machen einfach weiter, nur um nicht aufzufallen oder weil sie stärker sind als ich. Sie schwimmen mit in diesem Strom voller Gleichheit. Vielleicht ist da draußen jemand, der gerade einen guten Tag hat und nun das Carpe Diem ausübt. Der Glückspilz.

Ich? Ich kann nicht mehr gönnen. Ich hasse alle, die zufrieden zu sein scheinen. Auch wenn sie es vielleicht nicht sind. Aber sie verkörpern es und ich verabscheue sie. Ich will sie nicht sehen, diese fröhlichen Gesichter, Verliebten und Erfolgreichen. Sie ziehen mich nur noch mehr runter. Wenn schon ein »Freund« bei Facebook seinen Beziehungsstatus von »Single« zu »In einer Beziehung mit…« ändert, verkrampfe ich und breche entzwei. Dann weine ich tagelang und veröde in meinem Selbstmitleid, greife zum Glas und ertränke den Schmerz. Wieso die, wieso nicht ich? Wieso ich, wieso nicht die? Es ist der ständige Kampf mit dem Warum und das ständige Jammern, das ständige Kreisen um meine eigene Person. Ich nehme es mir sehr übel, aber ich kann nicht anders. Ich will schluchzen und mich heruntermachen und das Leid in all seinen Facetten spüren. Ich will mich foltern. Wenn ich schon nichts Anderes mehr spüren kann, dann wenigstens das.

Mein Laptop meldet sich plötzlich, während ich die Gardinen zurecht zupfe. Ich habe Post. Eine E-Mail. Eine Klinik. Ich erinnere mich. Vor Wochen hatte ich den Versuch gewagt, sie anzuschreiben und um Informationen zu bitten wegen eines stationären Aufenthaltes. Eine Frau aus einem Depressionsforum hatte mich an ihren Erfolgserlebnissen teilhaben lassen und eine Empfehlung ausgesprochen. Für mich bis dato unvorstellbar. Ich weiß, dass Klinik nicht gleich Klapse ist, aber der Gedanke, für Wochen »eingesperrt« zu sein, war beängstigend. Ich suchte Rat bei Robert. Er hat für jede meiner Fragen immer eine passende Antwort (Wie macht er das nur?): »Hey, geil! Essen umsonst, trinken umsonst, schlafen umsonst, ein paar lustige Gesprächsrunden, Sport, neue Leute kennenlernen und einfach mal ausspannen. Pfirsich, das ist wochenlanger, bezahlter Aktivurlaub! Mach das!« Robert betrachtet die Dinge immer aus einer anderen, frischen Perspektive. Ohne zu viel Kopf. Er weiß um die Ernsthaftigkeit, aber er denkt nicht viel drüber nach. Wie schön es doch sein muss, wenn man all das Sein einfach sein lassen kann.

Guten Morgen Frau Salkowski,
um bei uns eine Reha-Maßnahme zu erhalten, müssen Sie einen Reha-Antrag über die Deutsche Rentenversicherung stellen. Die genehmigen dann die Maßnahme und wir bekommen die medizinische Akte und die Bewilligung. Dann kann es losgehen. Stellen Sie den Antrag bitte mit ihrem Psychologen

oder Hausarzt an die DRV. Falls Sie einen positiven Bescheid erhalten, melden Sie sich bitte unverzüglich bei uns, damit wir Sie irgendwo in die Planung reinschieben können. Unsere normalen Termine sind im Moment bei Mitte/Ende August. Ich wünsche Ihnen viel Glück. Mit freundlichen Grüßen.

Wie nett. Viel Glück. Bei was genau? Beim Ausfüllen des Antrages? Beim Durchhalten bis Ende August? Beim Ertragen der Hölle? Danke, kann ich gut gebrauchen. Ich bin dankbar für diese Nachricht und erlebe einen leichten Motivationsschub. Oha, da ist er! Jetzt! Jetzt greife ich ihn mir und tue es!

Irgendwie schaffe ich es Tage später zu meinem Hausarzt, denn mein Hirn fordert Veränderung. Ich muss etwas tun, nicht länger warten, einfach machen. Der Küchenfußboden darf sich nicht ein zweites Mal wiederholen. Nicht mehr in diesem Leben. Und so langsam begreife ich, dass ich wirklich nicht drum herum komme, eine Therapie zuzulassen, und zwar eine lange und eine vernünftige. Eine, die ich verdammt nochmal benötige und auch durchziehe und vor allem: beginne.

Ich habe einen sehr guten Hausarzt.

Achtung: Jetzt kommt der dritte und nun wirklich allerletzte Ratschlag in diesem Buch: ***Suche dir einen exzellenten Hausarzt!*** Und dann garantiere ich dir, dass du sehr, sehr oft weinen wirst – vor Freude!!! Er sollte natürlich fachliche Kenntnis über diese Krankheit haben. Er sollte aber dennoch ohne Skrupel etwas in einem Medizinbuch nachschlagen, wenn er auf dem Schlauch steht und damit einräumen, dass er auch nur ein Mensch ist. Kein Halbgott in Weiß. Er sollte cool sein, Fragen stellen, dich durchdringen mit seinem Blick. Er sollte forsch sein, aber Herz haben. Er sollte sehr diskret sein (manche sind es trotz ärztlicher Schweigepflicht nicht), dich mit deinem Namen ansprechen, wenn ihr euch zufällig in der Stadt begegnet. Er sollte schön anzusehen sein, denn wenn er gut ist, wird er sich für dich Zeit nehmen und du solltest dann in dieser Zeit auch dein Auge belohnen, denn dann werden die Gespräche viel angenehmer. Er sollte immer lange Wartezeiten haben, denn nur ein Arzt mit langen Wartezeiten ist ein guter Arzt, weil alle ihn haben wollen. Er sollte telefonisch erreichbar sein, und wenn nicht, immer zeitnah zurückrufen. Er unterbricht auch mal abrupt eine andere Patientensitzung für dich, wenn du ein sehr eiliges Anliegen hast. Er erledigt die Dinge sofort. Und er ist in seiner Art und in seinem Wesen so angenehm, dass du den sehnsüchtigen Wunsch verspürst, mit ihm einmal einen saufen zu gehen.

So einen Arzt habe ich und er ist momentan mein einziges Glück. Dr. Froos kennt mich, seit ich Kind bin. Er behandelt die Wehwehchen meiner gesamten Familie. Ich mochte ihn von Anfang an, weil er sofort entdeckte, dass ich anders bin als die anderen. Er war behutsamer und sprach mit mir manchmal nur unter vier Augen. Weil er wusste, dass ich unter sechs etwas verheimlichen würde.

25 Jahre später füllt er mit mir in aller Ruhe den Reha-Antrag für eine psychosomatische, stationäre Therapie aus – wir sitzen bestimmt eine halbe Stunde dran. In einer weiteren halben Stunde reden wir über Antidepressiva, Suizidgedanken und Erdbeertörtchen (seine Frau macht angeblich die besten und ihm missfällt seine wachsende Plauze). Danach verabschiedet er sich mit einem kräftigen Händedruck und einem »Alles Gute«. Und wie immer, während ich die Praxis verlasse, schreit er mir hinterher, dass ich ihn jederzeit anrufen dürfte, wenn irgendetwas ist. Ja, er ist und bleibt der Beste!

Ich fahre erleichtert nach Hause und lege mich sofort wieder ins Bett. Der Arztbesuch zerrt an mir. Es kostet mich jedes Mal enorm viel Kraft, wenn ich den Schritt aus meiner Höhle in die Welt wage. Anziehen, rausgehen, Auto fahren, andere Menschen ertragen, ein konzentriertes Gespräch führen, zurückfahren – der Tag ist gelaufen. Für diese zwei Stunden brauche ich 22 weitere, um mich zu erholen. Während ich liege, macht sich Aufregung in meinem Kopf breit. Und ich ziehe ein Resümee. Was habe ich da getan? Was ist heute passiert? Bin ich total irre? Himmel, ich habe es doch tatsächlich geschafft! Endlich habe ich es geschafft! Ich habe aktiv Hilfe angefordert. Ich habe mich um einen Therapieplatz gekümmert. Der Antrag ist ausgefüllt, unterwegs. Und der Tag, an dem ich Post von der Rentenversicherung bekomme, soll schnell kommen und gefeiert werden. Bitte, macht schnell! Denn dann werde ich ohne zu zögern Ja sagen. Wie eine verliebte Braut vor dem Traualtar. Ja, ja, ja! Ja, ich will! Verdammt, ich will! Ich mache mir zwar fast in die Hosen vor Angst, aber ich mache es. Weil ich tief in meinem Inneren genau weiß, dass ich dieses Jahr nicht überleben werde, wenn ich es nicht tue – JETZT!

Teil 3

Vierzehn. Hallo.

Ich habe alles in einen Koffer und vier Tüten geschmissen, was mir gerade in die Hände fiel. Logisches Denken gehört nicht zu meinen Stärken. Auf dem Weg zur Klinik kann ich es immer noch nicht fassen, dass ich nun an diesem Punkt stehe. Fünf Monate habe ich darauf gewartet. Fünf Monate das Alleinsein in all seinen Facetten erlebt. Fünf Monate Bangen und Hoffen, ein Über-Wasser-halten. Fünf Monate der stille Schrei nach Hilfe. Und jetzt fahre ich auf ein Gebäude zu, das einen guten Ruf genießt und mich retten soll. Trotzdem ist mir schlecht. Ich muss anhalten und mich übergeben. Mehrfach. Die Situation überfordert mich. Ich bin ganz alleine. Keine Begleitung. Ich wollte es so. Vielleicht, weil ich mich immer noch schäme. Vielleicht, weil ich diesen Schritt einfach alleine gehen muss. Ich habe ein Gefühl zwischen Angst, Freude und Neugierde. Und tausend Fragen in meinem Kopf. Was erwartet mich? Wer erwartet mich? Komme ich gesund wieder heraus? Oder verlasse ich die Klinik noch kränker, als ich es sowieso schon bin?

Ich nehme zum ersten Mal die Umgebung bewusst wahr. Viel Grün. Ein See. Idyllisch schön. Es gefällt mir. »Hallo, mein Name ist Tanja Salkowski, ich soll hier einchecken.« Eine blonde Empfangsdame begrüßt mich freudestrahlend mit einem »Herzlich Willkommen in unserem Haus, hatten Sie eine gute Anreise?«. Für einen kurzen Augenblick fühle ich mich wie ein Passagier auf einem Kreuzfahrtschiff. Im zweiten Augenblick bemerke ich die Blicke vorbeigehender Patienten – diese Blicke, die man erhält, wenn man als »Frischfleisch« anrückt. Mir ist unwohl. Ich senke meinen Kopf und möchte schnell in mein Zimmer verschwinden. Doch daraus wird nichts. Eine kleine Dame in weißem Kittel schreitet energisch auf mich zu. Hinter ihr zwei Grazien. Mit ihren »Talenten« und dem Krankenschwester-Outfit könnte man sie leicht woanders vermuten. Junge Praktikantinnen. Sie sollen lernen, wie man Neuankömmlinge begrüßt. Was für ein schönes Praktikum. Die Dame ist Schwester Hohmann, ungefähr 1,63 m groß, geschätzte Mitte 50 und offensichtlich ein Fan der Puderquaste und des Lippenstifts. Ich habe Angst, denn ich kenne nur Krankenschwestern, die einen sadistischen Hang haben und Patientenquälen zu ihren Freizeitbeschäftigungen zählen. Schwester Hohmann ist anders. Fast schon mütterlich. Während sie mich herumführt, greift sie ein paar Mal liebevoll nach meiner Hand, zeigt mir Kantine und Kiosk, Trinkstation und Patienten-Briefkästen. Die zwei Stelzen im Gänsemarsch hinterher – eine brünette, eine blonde, beide schweigend, aber grinsend. Mir scheint als würden sie sich über Schwester Hohmann lustig machen. Oder etwa über mich? Unsicherheit.

Im Behandlungszimmer angekommen führt Schwester Hohmann die ersten ärztlichen Untersuchungen bei mir durch. Blutdruck, Körpergröße, Gewicht. Dann drückt sie mir einen Plastikbecher in die Hand und befiehlt: »Morgen 7:15 Uhr Urinabgabe. Heute Abend nach 22 Uhr nichts mehr essen. Schon gar nicht irgendwelche Süßigkeiten! Verstanden?« Ich zucke zusammen und nicke. Ihre liebevolle, aber forsche Art ist gerade etwas zu viel für mich und ich bin froh, dass sie sich von mir verabschiedet. Mittels Gepäckwagen kutschieren die zwei Nachwuchsmodels meinen Koffer und die Tüten Richtung Zimmer. Ich tapse hinterher und registriere die langen Korridore, ein paar Bilder an der Wand, eine sterile Umgebung. Es ist alles lang, verwinkelt, riesig und grau. Ich fühle mich fremd. Kein Wunder, ich bin es ja auch. Die typischen Klischees einer Klinik sind erfüllt. Sie ist so, wie man es sich vorstellt. Aber was will ich wählerisch sein, ich nehme das, was da ist, weil mir nichts anderes übrigbleibt. »Hier an der bunten Figur müssen Sie rechts abbiegen. Merken Sie sich das. Die bunte Figur ist Ihr Wegweiser!«, plappert die Blondine. (Ein Pappmaschee-Ding, das mitten im Weg steht und womöglich Kunst darstellen soll, aber ich bin erleichtert, denn es ist wenigstens etwas Farbe im Spiel.)

Wir kommen an. In meinem Zimmer mieft es nach Febreze-Lavendel-Raumduft. Ich muss automatisch husten. Die Putzkolonne hat es wohl zu gut mit mir gemeint. Ich blicke um mich. Spartanische Einrichtung. Ein Bett, ein Stuhl, ein Tisch, eine Tischlampe, ein Schrank. Kein Bild. Ein eigenes Bad mit Dusche. Eher eine Nasszelle. Die riesigen, grünen Baumwollvorhänge am Fenster wurden offensichtlich farbpsychologisch ausgewählt. Hoffnung auf Genesung. Hoffnung, dass man es hier nicht so schrecklich findet. Ich fühle mich gerade wie im Knast, obwohl ich nicht weiß, wie es sich in einem Knast anfühlt. Die Grazien verschwinden und wünschen mir einen schönen Aufenthalt. Und das erste, was ich tue, ist weinen. Ich fühle mich alleine, fremd, neu, weiß nicht, wie ich hier zurechtkommen soll. Was mache ich hier eigentlich? Wo bin ich? Für einen kurzen Moment denke ich daran abzuhauen. Dann räume ich meine Sachen in den Schrank – Ablenkung. Aber die Tränen fließen währenddessen.

Ich bin in einer Wohngruppe gelandet, bestehend aus 12 Menschen mit unterschiedlicher psychosomatischer Diagnostik. Jeder hat sein eigenes Zimmer. Jeder hat seine eigene Geschichte. Hier verbringt man die Freizeit zusammen, hier macht man Sport zusammen, hier geht man zusammen in die Gruppentherapie. Ich habe noch kein anderes WG-Gesicht gesehen. Wie auch. Meine Tür ist geschlossen und bleibt geschlossen. Keine Lust auf neue Leute. Ich beschließe, für immer in meinem kargen Zimmer zu bleiben – eingesperrt, zusammen mit Spinni und Sponni, meine zwei tierischen Zimmermitbewohnerinnen, die gerade mühevoll ein Netz am Fenster basteln.

Eine Stunde später gehe ich raus. Ich habe Durst und möchte zur Trinkstation. Ich entdecke einen Zettel an meiner Tür. »Hallo, mein Name ist Nik aus Zimmer 78. Ich bin dein Patientenpate. Für einen Klinikrundgang hole ich dich nachher um 12:30 Uhr ab.« Ich lächle und freue mich insgeheim darüber, dass ich nicht alleine bin, obwohl ich es gerne möchte. Da ich auf dem Weg zum Wasserspender an Zimmer 78 vorbeigehe, nehme ich all meinen Mut zusammen und klopfe. Einmal. Zweimal. Ein großer junger Mann öffnet polternd die Tür. Er ist ganz in schwarz gekleidet, lässig, Sonnenbrille, tätowiert. »Tach!« Nik ist geschätzte zehn Jahre jünger, zwei Köpfe größer und von der lockeren Sorte. Er freue sich, endlich mal wieder ein junges Gesicht zu sehen. »Dachte schon, ich würde hier in einer Seniorengruppe enden«, witzelt er. Nik ist seit sieben Wochen hier und hat noch eine Woche vor sich. Diagnose: Depression. Er fühlt sich ganz gut, die Klinik hätte ihm was gebracht. Aber er hat Angst, wieder in den Alltag zurückzukehren. »Hier hast du ja alles. Aber zu Hause musst du erstmal wieder alleine klarkommen. Das ist der schwerste Schritt.« Er führt mich ein bisschen herum, verrät einige Interna und warnt mich vor den Überwachungskameras. »Sie sehen alles!« Aber die Kameras gelten vor allem den sucht- und suizidgefährdeten Patienten, die hier auch behandelt werden. Nik nennt sie »die ganz Krassen«. Wir gehen nach draußen und verschwinden hinter einer Holzwand am Parkgelände – Patienten-Raucherzone. »Nicht einen Schritt weiter, sonst gibt‘s Ärger. Du weißt doch, die Kameras!« Aus Nervosität rauche ich eine mit. Habe die letzten Wochen nicht mehr gequarzt. Aus Vernunft. Aber jetzt muss ich wieder – aus Vernunft. Nik geht mit mir in die Kantine. Es gibt Mittagessen. Ich habe keinen Appetit, aber ich nehme trotzdem einen Teller. Ich möchte nicht auffallen inmitten der glotzenden Augen. Natürlich falle ich auf. Ich bin neu. Doch ich muss es aushalten. Schließlich waren die anderen auch mal neu. Beim Essen versuche ich, Nik ein wenig auszufragen. Er ist in sich gekehrt, redet nicht viel, aber macht auch nicht den Anschein, als ob ihn meine Fragerei total stören würde. Vielleicht aus Höflichkeit, weil ich die Neue bin. »Wenn ich nach Hause komme, habe ich einige Aufgaben zu erledigen«, erzählt er. Er würde gerne eine Schiffsbau-Lehre anfangen. »Vorher habe ich als Maler und Lackierer gearbeitet, aber das erfüllt mich nicht. Bin nur da reingerutscht, weil mein Vater das so wollte.« Schon wieder einer, der es anderen recht macht und nun gestrandet ist.

Nach dem Essen habe ich meinen ersten Termin: ärztliche Untersuchung bei Frau Dr. Rubus. Eine liebliche junge Frau, kaum älter als ich. Ich habe auf Anhieb einen Draht zu ihr. Kein Wunder. Wie sich später herausstellt, kommt sie aus Köln. Rheinländer verstehen sich eben. Sie fragt mich aus – über meinen körperlichen Zustand, über den körperlichen Zustand meiner Eltern, über den körperlichen Zustand meines Bruders, tastet mich ab, ob ich irgendwelche Krampfadern habe, mustert meine Muttermale, testet meine Reflexzonen und lässt mich das Zeigefinger-zu-Nasenspitze-Spiel spielen. Zwischendurch plaudern wir über die Ostsee, das Umziehen, das Vielleicht-wieder-Wegziehen und Köln. Sie lebt mit ihrem Mann an der Ostsee, aber so richtig warm geworden ist sie hier im Norden nicht. Am liebsten würde sie wieder zurückkehren nach Köln. Die Arme. Sie ist hier, weil ihr Mann es so wollte. Schon wieder eine Gestrandete.

Zweiter Termin: therapeutisches Aufnahmegespräch mit Frau Munk. Meine Therapeutin für die nächsten Wochen. Eine Hippie-Braut mit fetter Tribal-Tätowierung am Arm, Woodstock-Outfit und offenen Biolatschen. Sympathisch. Auf den ersten Blick. Auf den zweiten könnte sie anstrengend werden. Frau Munk löchert mich eine Stunde lang über mein Befinden, über meine Vergangenheit, über meine Hoffnungen, über meine Ziele.

Ich versuche, so offen wie möglich zu ihr zu sein, aber halte mich dennoch sehr zurück. Es ist mein erster Tag und sie ist eine Fremde. Sie weiß noch nicht alles über mich, muss sie auch nicht. Wir haben ja noch sieben Wochen Zeit. Energisch offeriert sie mir meinen Therapieplan: 3 x die Woche Gruppentherapie, 2 x die Woche Gruppensport, 2 x die Woche Einzeltherapie. Zudem noch diverse Kurse wie Gestaltungstherapie, Depressionsbewältigungsgruppe, Laufen, Muskeltraining, Entspannungstechniken. Ich weiß nicht, was ich davon halten soll, aber ich habe keine andere Wahl. Alles macht mir wieder Angst, aber ich bin jetzt hier. Und will verändern.

Ich erfahre von Frau Munk, dass ich heute nicht der einzige Neuankömmling bin. Zwei andere Frauen hätten ebenfalls in die Gruppe eingecheckt. Leider habe ich sie noch nicht gesehen. Wahrscheinlich sitzen beide gerade heulend im Zimmer und fragen sich: »Wo bin ich hier gelandet?«

Am Abend werde ich lockerer. Ich traue mich hinaus aus meiner neuen Höhle und begebe mich in den Aufenthaltsbereich der Gruppe. Ganz nett und gemütlich. Ausreichend Stühle, ein riesiger Tisch in der Mitte, rundherum an den Wänden diverse Postkartengrüße der Ehemaligen. Eine Terrasse draußen mit Sitzmöglichkeiten und Blick auf den See. Himmel, ist das schön hier! Mit frisch aufgebrühtem grünem Tee aus der Teeküche setze ich mich draußen hin und genieße die abendliche Wärme. Nach und nach stoßen andere aus der Gruppe dazu, so dass ich endlich mal alle zu Gesicht bekomme. Ich bin nun offen. Ich bin bereit für ein Kennenlernen. Und die Gruppe ist ein bunt zusammengewürfelter Haufen voller Gestrandeter. Von jeder Sorte was dabei. Da gibt es die Laute, die Fürsorgliche, den Stummen, die Obermutti, den Lehrer (auch bekannt als Spinnenfänger), den Riesen, ein Phantom (sie lässt sich kaum in der Gruppe blicken), die Ängstliche, den Coolen (Nik) und die drei Neuen.

Wir sitzen draußen, trinken Tee und Cappuccino, fangen an, uns zu beschnuppern. Die Alten die Neuen, die Neuen die Alten. Einmal reden wir zehn Minuten wild durcheinander, lachen laut und erzählen. Dann ist es für zwei Minuten still und jeder schlürft an seinem heißen Getränk. Komisch. Aber ich habe das Gefühl, dass es egal ist. Jeder darf reden, wann er will, und schweigen, wann er will. Und wenn alle schweigen wollen, dann tun sie das einfach. Mein Bauchgefühl sagt mir, dass es mit dieser Truppe ganz gut werden könnte. Ob das stimmt, werde ich in den nächsten Wochen erfahren.

Es ist 21:30 Uhr und ich werde müde. Der Tag war anstrengend. Vor allem für meine Seele. Nach und nach verschwinden alle auf ihre Zimmer. Bevor ich ins Bett steige, entdecke ich drei dicke Theklas an meiner grünen Gardine. Herrje, ich bin zwar tierlieb, aber so kann ich doch nicht schlafen! Ich überlege hin und her, was ich tun könnte. Einen Staubsauger benutze ich nicht, schlechtes Karma und so. In die Hand nehmen kann ich sie auch nicht, weil es mich anekelt. Ich könnte die ganze Nacht kein Auge zu tun und aufpassen, dass sie sich nicht in meine Nähe wagen. Oder falls sie auf den Boden krabbeln, einfach drauftreten. Aber dann meldet sich wieder meine Moral. Und ich bin am Verzweifeln, weil ich keine Lösung parat habe. Als hätte er es geahnt, klopft der Lehrer just in diesem Moment an meiner Zimmertür. »Hast du noch Spinnen, die ich raustragen soll?«, grinst er. Ich lache laut auf und umarme ihn im Affekt vor lauter Dankbarkeit. Verdammt, wo bin ich denn hier gelandet?

Fünfzehn. Unterricht.

Ein dicker Fragebogen liegt auf meinem Nachttisch, den ich innerhalb von drei Tagen ausfüllen soll. Sie wollen alles über mich wissen. Ob ich mich an frühkindliche Störungen erinnern könnte, ob meine Eltern sich oft gestritten haben und wenn ja, über was. Wie viele Freunde ich hatte, welche Spiele ich spielte, ob ich gut war in der Schule und wann ich meine erste Liebesbeziehung erlebte. Meine schönsten Momente, meine traurigsten Momente, meine Lieblingsorte, meine Sichtweisen über das Leben, meine Beziehung zu Männern, meine Beziehung zu Frauen, meine Beziehung zu Tieren. Ob ich mal jemanden umbringen wollte, wie ich mich bei Liebeskummer verhielt und welche Konsistenz mein Stuhlgang hat! Es sind insgesamt 91 Fragen. 91 Fragen über mein innerstes Ich, die ich fast nicht beantworten möchte, weil sie so verdammt unangenehm sind. Und weil es niemanden etwas angeht, welche sexuellen Vorlieben ich habe! Außer ich erzähle es freiwillig. Aber das hier ist nicht freiwillig. Weil sie dich ohne ausgefüllten Fragebogen nicht behandeln werden. Also tue ich es. Aber nur aus purer Verzweiflung. Denn ich möchte einfach wieder normal werden.

Die erste Gruppentherapie findet statt. Die erste in meinem ganzen Leben. Ich habe Angst, aber renne nicht weg. Was bleibt mir auch anderes übrig, aufgeben kommt momentan nicht in Frage. Wir sitzen alle im Kreis (Klischee erfüllt), neben der Therapeutin ein Flipchart (Klischee erfüllt), wir machen kleine Gymnastikübungen zum Lockerwerden (Klischee erfüllt). Frau Munk erklärt den Neuen Sinn und Ablauf der nächsten 1 1/2 Stunden. Jeder darf ein Thema in den Raum werfen, das ihn beschäftigt oder bedrückt. Danach wird abgestimmt, welche Angelegenheit heute analysiert und besprochen wird. Wenn ein Ergebnis vorliegt, wird derjenige, dessen Problem behandelt wird, befragt und ausgequetscht. So lange, bis sich alle ein Bild vom Thema machen können. Danach werden Lösungsvorschläge auf's Flipchart gekritzelt. Zum Schluss darf der Betroffene den großen Zettel mitnehmen und in seinem Zimmer aufhängen. Zur Erinnerung. Zur Verarbeitung. Zur Konfrontation. Der Lehrer meldet sich – als einziger. »Wie erkenne ich frühzeitig die Belastungsgrenze, damit ich nicht wieder zusammenbreche?« Es geht um zu viel Arbeit, zu viele Aufgaben im Alltag, alles an sich reißen, nie einmal eine Pause machen, sich damit schwertun, mal »Nein« zu sagen. Wir alle, die hier sitzen, kennen das. Sonst wären wir nicht hier. Wir haben viel auf uns geladen – sei es Job, Partnerschaft, Alltag. Die Krux dabei ist: Wir haben es alle nicht bemerkt. Wir haben den Stress nicht bemerkt, den wir unserer Seele und unserem Körper antun. Und wenn doch, machten wir einfach weiter. Diese Zerrissenheit zwischen Pflicht und Wille. Die ständige Rennerei, um mitzuhalten. Die Zurücksetzung der eigenen Bedürfnisse, nur um anderen einen Gefallen zu tun. Zu viele Gefallen. Bis zum Hammerschlag.

90 Minuten lang erläutern wir dieses Thema. Der Lehrer erzählt, die anderen nicken und ergänzen. Wir erarbeiten Möglichkeiten, die uns nicht wieder in diese Falle tappen lassen könnten. Gute Ideen. So was wie: Nimm dir Zeit für dich selbst, sag auch mal »Nein!«, setze Prioritäten, mache dir eine To-Do-Liste, schreibe ein Gefühlstagebuch, achte darauf, wie es dir geht, und wenn es dir schlecht gehen sollte, was kannst du dagegen tun usw. Wir sind alle müde und erschöpft, aber glücklich darüber, dass wir etwas geschafft haben. So eine Sitzung schlaucht und saugt sämtliche Energien aus dir heraus. Obwohl du nicht im Mittelpunkt standest. Aber du willst mitmachen und helfen. Du strengst deinen Kopf an. Du bist mittendrin in diesem Gefühlsstrudel, der wieder brodelt. Weil du genau weißt, wie es ist. Weil du genau weißt, wovon der Lehrer spricht. Weil es dich an etwas erinnert, nämlich an dein eigenes verbeultes Leben. Und weil du aus den Lösungsansätzen vielleicht auch deinen persönlichen Schlachtplan kreieren

kannst. Nur findet zudem eine Premiere statt: Neben dir sitzen elf andere Menschen, die genau die gleiche Scheiße durchlebt haben und sich miteinander identifizieren. Wir schwimmen gemeinsam in einem Meer voller Mitgefühl und Analogie. Hurra.

Es ist Zeit für frische Luft in der Raucherecke (ich liebe Paradoxien). Ich frage den Lehrer, ob es ihm besser geht. Er zieht angespannt an seiner Zigarette und schaut dabei nach oben. »Weißt du, Tanja, ich bin genauso unsicher wie vorher auch. Die Theorie ist immer toll, aber was wird tatsächlich passieren?«

Am Nachmittag trifft sich die Gruppe zur selbstorganisierten Gruppenaktivität. Pflichtprogramm. Vorgegeben von der Klinik. Einmal in der Woche müssen wir unsere Freizeit gemeinsam verbringen. Ob wir wollen oder nicht. Wir entscheiden uns für ein gemütliches Kaffeekränzchen mit frischem Kuchen, den Nik aus der Bäckerei im Ort besorgt hat. Wir sitzen im Aufenthaltsbereich und legen los, doch alle sind still. Ab und zu fällt ein banaler Satz und ein lautes Gähnen. Hier und da ein Geschlürfe aus der heißen Kaffeetasse. Aber niemand stört sich daran. Ach – schon wieder darf man sich anschweigen, ohne ein schlechtes Gewissen zu haben. Wie gut das tut. Jeder versteht, warum die anderen gerade nichts sagen möchten. Jeder vertieft in seinen eigenen Gedanken. Jeder ganz mit sich selbst, obwohl er von Menschen umgeben ist. Draußen auf der Terrasse spielt Joshua fröhlich mit seinen Plastikdinosauriern. Er ist der vierjährige Sohn der Lauten, die hier ein Mutter-Kind-Zimmer bezogen hat. Ab und zu stürmt er in die schweigende Gruppe und trällert lautstark ein Lied. Als ob es das Normalste der Welt sei. Es stört ihn nicht, dass wir schweigen. Er singt einfach. Kinder sind wundervoll. Sie lenken ab mit ihrer Leichtigkeit und Unbeschwertheit. Joshua habe ich sofort ins Herz geschlossen. Er ist so klein und zierlich und so zerbrechlich. Später beim Abendessen sitzt er neben mir und kaut unkontrolliert auf seinem Mettwurst-Brot herum. Seine großen, blauen Augen starren mich an. »Wie heißt du?« Ich antworte mit meinem Namen. »Und deine Zahl?« (er meint damit mein Alter). Als ich ihm die Zahl nenne, kann er damit nichts anfangen, weil er sie noch nie zuvor gehört hat. Aber er ist zufrieden, weil ich ihm geantwortet habe. Er hält mir seinen verletzten Arm vor die Nase, eine kleine Schürfwunde, die er sich beim Spielen zugezogen hat. Er fragt, ob ich mal pusten könnte und ich puste. Später, als er schlafen gehen soll, läuft er ganz aufgeregt in sein Zimmer und ruft: »Warte mal, ich muss dir was zeigen!« Er stürmt wieder hinaus, in der linken Hand ein kleines Modell-Flugzeug, in der rechten ein kleiner Modell-Panzer. »Morgen spielen wir, ja?«, fragt er voller Hoffnung. »Aber ich gebe dir schon mal das Flugzeug«, und drückt es mir in die Hand. Ich soll bis morgen darauf aufpassen und ich gebe ihm mein Versprechen. Kurz bevor Joshua in sein Bett hüpft, ruft er mir zu: »Ich liebe dich! Gute Nacht!« Ach, mein Herz – es springt. Ein Kind, das mich nicht kennt, aber glücklich ist, nur weil ich da bin. Es erwartet nichts von mir, nur ein bisschen Zeit. Nur ein Ohr. Nur ein bisschen Aufmerksamkeit. Nur ein Pusten. Es ist ihm egal, ob ich eine Depression habe oder nicht. Er ist ganz unvoreingenommen. Er liebt mich, wie ich bin. Er zeigt mir, dass alles einfach ist, wenn man die Gedanken abschließt und sich an der Trivialität erfreut. Joshua trocknet für einen Moment die Tränen, die ich innerlich weine und überdeckt mein Schattendasein mit seiner leuchtenden Schlichtheit. Er wird in den schwierigen Tagen, die noch kommen werden, meine Ablenkung sein. Er wird mich das Leben lehren – ich spüre es.

Am nächsten Tag, 10:00 Uhr, Progressive Muskelentspannung nach Jacobson. Durch die willentliche und bewusste An- und Entspannung bestimmter Muskelgruppen soll ein Zustand tiefer Entspannung des ganzen Körpers erreicht werden. Diese Methode soll jeder überall und jederzeit anwenden können, wenn man gestresst ist oder die dunklen Gedanken nicht in den Griff bekommt. Quasi ein mobiles Anti-Depressions-Mittelchen für den täglichen Gebrauch. Ich bin skeptisch, doch will ich kein Spielverderber sein. Frau Munk bittet uns, die Augen zu schließen, um uns besser konzentrieren zu können. Sie fängt an und zählt die einzelnen Muskeln auf, die wir bewegen. Ihre Stimme hat einen leichten Hare-Krishna-Ton, es fehlen nur noch die Räucherstäbchen und die Klangschalen. Ich muss mich zusammenreißen, damit ich nicht laut loslache. Ich habe nicht besonders viel übrig für Esoterik, nachdem ich 100 Euro bei einem »Wunderheiler« ließ. Er versprach mir das blitzartige Verschwinden meiner Rückenschmerzen, in dem er wild und tanzend um mich herum gestikulierte und dabei kryptische Gesänge von sich gab. Die Schmerzen blieben, meine Kohle war weg. Es wäre furchtbar komisch, aber auch furchtbar peinlich, wenn ich jetzt Frau Munk in ihrer Trance stören würde, also reiße ich mich (mal wieder) zusammen. Die Geräusche in meiner unmittelbaren Umgebung lenken mich ab. Schritte, Husten, Atmung, Schnarchen (Nik ist eingeschlafen), Vogelgezwitscher – alles stellt sich mir in den Weg. Ich bin nie bei mir selbst. Meine Glieder werden schwer, aber mein Kopf rattert die ganze Zeit. Ich denke an David. Ich liebe ihn immer noch. Ob er mir eine SMS geschrieben hat? Hoffentlich. Ich denke an Joshua. Ich stelle mir vor, wie wir zusammen Tretbootfahren und er plötzlich ins Wasser fällt. Ich stelle mir vor, wie ich ihn aus dem Wasser ziehe, Wiederbelebungsversuche unternehme und scheitere. Ich denke an Erste-Hilfe-Kurse und stabile Seitenlagen. Ich denke daran, dass ich gar nicht mehr weiß, wie das geht und dass ich mal wieder versagen würde. Ich denke daran, dass ich noch mein Zimmer aufräumen und in mein Postfach schauen wollte. Ich denke ans Mittagessen. Ich denke an das Wetter und an die vielen Wochen, die noch vor mir liegen. Ich denke an alles, nur nicht an Entspannung. Ein unangenehmer Geruch macht sich im Raum breit. Jemand hat offensichtlich seine Gesäßmuskulatur ein wenig überentspannt. Jemand, der geübter ist als ich. Laute Geräusche vor der Tür. Irgendein weibliches Wesen mit High Heels schreitet energisch den Flur entlang. Vermutlich die Kliniksekretärin. Sie stolziert auf mindestens zehn Zentimetern herum. Eine Störung. Ich lasse mich ablenken. Der Lehrer sitzt rechts von mir. Er rutscht unruhig auf seinem Stuhl herum, ich höre das. Eine Störung. Ich lasse mich ablenken. Nach etwa zwanzig Minuten beendet Frau Munk die Übung, indem sie langsam von vier bis eins herunterzählt. Vier. Ich bin erleichtert. Drei. Ich will hier raus. Zwei. Ich muss gleich eine rauchen. Eins. Ich mache meine Augen auf. Null.

Ich bin enttäuscht. Alles ist noch da. So wie vor zwanzig Minuten. Alles – auch das Ungeheuer in meinem Kopf.

Sechzehn. Hinrichtung.

Ich setze mich mit Martin, dem Stummen, auf die Terrasse. Ich mag ihn. Ich mag sein Gesicht. Ich mag sein Wesen. Er strahlt so viel Freundlichkeit aus. Er muss nicht viel sagen. Er muss sich nicht aufdrängen. Er muss nicht auffallen. Er ist einfach da und angenehm. Ein Typ, auf den man sich verlassen kann und der niemanden verarscht. Eine Seltenheit in dieser Welt. Ich umgebe mich gerne mit Seltenheiten. Die Sonne strahlt. Ich frage Martin, wie lange er schon hier ist. Er redet mit mir und ich genieße es. »Seit zwei Wochen. Die erste Woche war hart, aber jetzt ist es okay.« Er hat eine schwere Ehe hinter sich, eine schwere Scheidung, aber eine neue Liebe, die er natürlich sehr vermisst, während er hier ist. Martin arbeitet als Hausmeister in einer Landesverwaltung. Seine Vorgesetzte mobbt ihn. Er geht rechtlich gegen sie vor, weil sie ihn aufgrund seiner psychischen Krankheit (Depression) herauskicken will. Obwohl er jeden Tag auf der Matte steht, obwohl er Überstunden macht, obwohl er die volle Leistung bringt, die von ihm verlangt wird. Ein Glück gibt es den Arbeitsschutz. Doch ist es das wert, für einen Arbeitgeber zu schuften, der einen loswerden will? Martin hält aus und er kämpft. Er braucht den Job, um zu leben. Und er will Gerechtigkeit, weil er zeigt, dass er trotz Krankheit in der Lage ist mitzumachen. Sein Mut soll belohnt werden.

Ich wünsche es ihm. Claudia, eine von den Neuen, stößt dazu. Ich habe gerade einen guten Lauf und frage sie nach ihrer Geschichte. Sie arbeitet in einem Büro. Ebenfalls ein Opfer von Mobbing. Ebenfalls der Vorgesetzte. Sie ist hier, weil ihre Seele dadurch krank wurde. Ihr Arbeitgeber stellt mittlerweile nur noch junge Leute ein – die älteren lässt er links liegen. Wortwörtlich soll er zu seiner Belegschaft gesagt haben: »Die Jungen sind mir sympathisch, die Alten mag ich nicht.« Grundgütiger, was für ein Mensch muss das sein, der so mit seinen Mitarbeitern umgeht? Ist er ein verwöhntes Arschloch, hat er zu wenig Sex in seinem Leben oder will er einfach gerne die Rolle des Sadisten übernehmen? Was bewegt Menschen zum Mobbing? Kann man nicht friedlich miteinander umgehen? Kann man nicht den anderen sein lassen, wie er ist? Ihn sehen, ihn verstehen, ihn akzeptieren, ihn wertschätzen, ihn leben lassen, ihn erhalten, ihn mit offenen Armen empfangen, einfach weil er auf der Welt ist? Wieso tun Menschen sowas? Weil sie Spaß daran haben? Weil sie keine gute Erziehung genossen haben? Weil sie selbst mit ihrem Leben nicht klarkommen? Weil sie es nicht ertragen können, dass eine Claudia auch eine Daseinsberechtigung hat? Sie ist seit über 20 Jahren in diesem Büro und wird respektlos behandelt. »Wie Dreck«, erzählt sie. »Dabei mache ich meine Arbeit wie jeder andere auch, mache Überstunden und der Dank ist nur Hohn und Spott.« Ich schüttle den Kopf. Ich frage sie, warum sie dort überhaupt noch arbeitet. Die Antwort ist logisch: »Ich bin Mitte 40 – da kriegst du nicht mehr so leicht was Anderes. Ich brauche das Geld. Und ich lasse mich nicht in die Knie zwingen.« Sie bleibt dort, ebenfalls um zu überleben. Aber auch aus Stolz. Vorbildlich. Wieder eine Mutige. Und ich denke über meine eigene Mobbing-Geschichte nach. Und darüber, dass ich damals nicht so tapfer war. Ich war nicht unbeugsam. Ich ging in die Knie. Ich habe mich vertreiben lassen, weil ich schwach war. Einen nachträglichen Rechtsstreit mit meinem Chef hätte ich nicht überstanden. Zu viel für die Nerven. Ich war schon erledigt, gebeutelt, am Boden. Verstümmelt von der Wut meines Vorgesetzten, von seinem angekratzten Ego. Er ließ seinen ganzen Zorn an mir aus, nur weil ich nicht in sein Bett stieg. Nur weil ich das machen wollte, was in meinem Arbeitsvertrag stand – und nicht mehr. Er machte mich fertig vor meinen eigenen Mitarbeitern, er sagte mir jeden Tag, wie unfähig ich sei, er lachte hämisch über meine Ideen, er brüllte mich an, er fragte mich nach meiner Meinung und entschied sich dann absichtlich immer für das Gegenteil, er versprühte das Gerücht in der Belegschaft, ich sei eine Schlampe, er ließ mich schuften – an Wochenenden, an Feiertagen, im Urlaub – weil er meine Arbeit jedes Mal als »totale Scheiße« betitelte und mich so immer wieder aus der Reserve lockte. Weil ich gut sein wollte. Weil ich es ihm beweisen wollte. Weil ich wusste, dass ich etwas kann. Immer, wenn wir einen Betriebsausflug hatten, trank er zu viel Alkohol und baggerte. Zurück im Büro bekam ich es doppelt und dreifach zurück. Weil ich es gewagt hatte, ihm wieder eine Abfuhr zu erteilen. Er hätte mich auch aus irgendeinem Grund kündigen können, aber das tat er nicht. Weil er mich dann nicht mehr im Blickfeld gehabt hätte. Weil es für ihn zu leicht gewesen wäre. Weil er sich geradezu daran aufgeilte, mich von oben herab zu massakrieren. Ich hätte auch kündigen können, aber das tat ich nicht. Denn eigentlich mochte ich meinen Job. Und ich wollte meine Mitarbeiter nicht im Stich lassen. Und ich hoffte jeden Tag, dass er mich endlich in Ruhe lässt und respektiert. Aber es passierte nicht. So wurde ich immer kleiner, ertrug seine Fußtritte, glaubte irgendwann das, was er sagte und sah mich letztendlich selbst nur noch als dumme Blondine, die absolut unfähig ist, irgendetwas zu tun. Ich hatte Schlafstörungen, Durchfall, musste mich fast jeden Tag übergeben, konnte kaum etwas essen. Ich wachte morgens mit Magenkrämpfen auf, weil ich wusste, dass ich gleich wieder ins Auto steige und ins Büro fahre. In die Hölle. Dahin, wo der Teufel mit seinem Dreizack schon auf mich wartet, um zu piesacken. Nach eineinhalb Jahren hatte er mich soweit. Er quetschte meinen letzten Tropfen Selbstsicherheit aus mir heraus, meine Leidenschaft, meine Power, meine Freude, mein Ich. Ich saß in meinem Büro und starrte acht Stunden aus dem Fenster. Ich konnte keinen Kugelschreiber mehr in die Hand nehmen, geschweige denn arbeiten – mein ganzer Körper war gelähmt. Mein Kopf eine völlige Leere. Ich wusste nichts mehr, außer, dass ich hier so schnell wie möglich raus musste. Ich packte meine Sachen, verabschiedete mich wie gewohnt von meinen Kollegen und verließ das Gebäude – mit der Absicht, nie wieder zurückzukehren. Wie ich nach Hause fand, weiß ich bis heute nicht mehr. Völliger Filmriss. Nur, dass ich auf den Boden fiel, nachdem ich meine Wohnungstür schloss. Absolute Erschöpfung, ich brach entzwei. Dieser Moment war einer der schlimmsten, die ich je erlebt habe, obwohl ich ihn vor lauter Gefühlslosigkeit nicht mehr ertasten konnte. Aber er hatte eine starke Botschaft an mich: Nichts wird mehr so sein, wie es einmal war. Und niemand tut dir je wieder so etwas an.

Siebzehn. Geisterstunde.

Erstes Treffen mit der Depressionsbewältigungsgruppe. Frau Munk besteht darauf, dass ich hingehe. Ach was! Nach und nach trudeln in Raum Nr. 266 viele fremde Gesichter aus anderen Gruppen ein. Ex-Alkis, Ex-Junkies, Ex-Essgestörte, Ex-Suizidler – die ganze Bandbreite. Ich setze mich hin, den Blick auf die Eingangstür gerichtet. Ich will wie ein Adler alles erspähen, um Überraschungen zu vermeiden. Niemand soll mich im Griff haben. Es reicht, wenn es die Krankheit tut. Ich entdecke ein Schild auf der Türinnenseite, darauf steht: »Wen du hier siehst, was du hier hörst, wenn du gehst – bitte, lass es hier!« Ich bin mit der Aufforderung einverstanden und warte. Dr. Alt, der Therapeut dieser Gruppe, kommt fünfzehn Minuten zu spät. Minuspunkt. Ich mag es nicht, wenn Menschen zu spät kommen. Geschätzte Mitte 50, ein langgezogenes, rötliches Gesicht, tiefe Falten, hängende Mundwinkel, kein Hauch von Freude, graues Haar, Jeanshose, Jeanshemd, Cowboystiefel. Offensichtlich ein John-Denver-Fan. Schon der erste Eindruck verrät, dass ich ihn nicht ernst nehmen werde. Sekundenschnell analysiere ich: unsympathisch. Inkompetent. Leblos. Er redet furchtbar langsam, mit furchtbar langen Pausen. Es kommt mir vor, als befände er sich gerade selbst in einem tiefen Tal. Sein Blick ist apathisch, verwirrt, gequält, lustlos, emotionslos,

Ich weiß genau, was er jetzt denkt. Wir sind einfach zu schnell für ihn und er zu langsam für uns. Der Mann macht mich wahnsinnig! Er setzt sich wieder hin und sagt nichts. Wir auch nicht. Stille. Er schaut uns an, wir schauen ihn an. Die nächste Aufgabe bitte, wo bleibt sie? Dr. Alt kramt ahnungslos in seinen Unterlagen, auf der Suche nach einer Beschäftigung für seine bekloppten Schäfchen. Himmel, ich habe Erwartungen! Ich brauche Hilfe! Aber das hier ist sinnloser als Naddel abd el Farrags Brüstewiegen! Reine Zeitverschwendung! Reines Gift für meine Seele, die eh schon kaputt ist! Dieser Mann stiehlt mir das letzte Fünkchen Lust, das ich noch habe. Selten hat mich ein Mensch so zu Weißglut gebracht. Herr Schlaftablette ist unfähig, gemeingefährlich, hochgradig anstiftend. Am liebsten würde ich ihn packen, rütteln und anschreien: »Aufwachen!!! Wir wollen etwas von dir lernen! WIR sind depressiv, DU bist der Therapeut!!!« Dieser Mann ist selbst so kaputt, dass er die Patienten in noch kleinere Scherben zerschmettert, mit seiner Trägheit, Inkompetenz und seiner Scheiß-egal-Art. Ich beschließe, den Kurs nach diesem Desaster abzuwählen. Viermal hätte ich hingehen sollen, viermal 90 Minuten nur gequirlte Scheiße! Die können mich mal! Frau Munk wird nicht gerade begeistert sein, aber diese Folter tue ich mir nicht noch einmal an. Dr. Alt macht weiter und stottert irgendwas vor sich hin, das sowieso niemand versteht. Ich lenke mich mit tierschützenden Maßnahmen ab. Eine Wespe fliegt orientierungslos durch den Raum und sucht verzweifelt das Weite. Kein Wunder. Ich kann sie gut verstehen. Der Alte wird für ein paar Sekunden lebendig und schlägt wild um sich – aus Angst, das zierliche Tierchen könnte ihm etwas antun. Sieh mal einer an, er hat ja auf einmal Power! Mit Hilfe des »Bewusstseins-Zettels« lotse und schiebe ich die Wespe vorsichtig durchs offene Fenster. Sie ist frei. Beneidenswert. Denn ich muss noch 60 Minuten aushalten. Für nichts.

Achtzehn. Tuchfühlung.

Seit Tagen bemerke ich einen Mann. Ich sehe ihn immer beim Essen. Es ist das erste Mal seit David, dass ich mich hinreißen lasse von der Schönheit und Erotik des anderen Geschlechts. Ich habe das Gefühl, wieder in Level 1 gelandet zu sein, denn Flirten gehört zurzeit nicht zu meinen Stärken. Das, was früher ein leichtes Spiel war, ist heute ein Krampf und ich muss alles wieder erlernen.

Keine Ahnung, warum ich das tue. Ich schaue ihn an. Ich mag ihn, obwohl ich noch kein einziges Wort mit ihm gesprochen habe. Aber ich spüre eine gewisse Sympathie. Sein Aussehen verrät harte Zeiten. Eine beachtliche Anzahl an Unterarm-Tattoos, muskulöse Statur, Narben im Gesicht. Eigentlich gar nicht mein Typ und trotzdem attraktiv. Es ist vielleicht das unerklärliche Phänomen, wenn zweihundert labile Menschen an einem Ort aufeinandertreffen. Man verspürt einen Wunsch nach Nähe, und zwar mit Personen, die man draußen keines Blickes würdigen würde. Möglicherweise setzt das gewohnte Beuteschema aus, weil es hier darauf nicht ankommt. Es ist eine Sehnsucht nach Wärme, Halt, Verständnis und Zweisamkeit. Gemeinsam ist man weniger allein. Und wenn man alleine ist, muss man sich gezwungenermaßen mit sich selbst beschäftigen. Genau das kann verdammt unangenehm sein, und instinktiv weiß das jeder. Also flüchten viele in die Welt der Liebelei und Leichtigkeit, um zu verdrängen und von sich abzulenken. Um nicht alleine durch den Sumpf gehen zu müssen. Deswegen ist das »Pairing« ein großes Thema beim Einführungsseminar, das jeder Neuankömmling zu Beginn seines Aufenthalts absolvieren muss. Pärchenbildung wird im Haus »nicht gerne gesehen«. Frau Munk appelliert jeden Tag an unsere Vernunft. Nicht, weil sie uns die Schmetterlinge im Bauch nicht gönnt, sondern weil sie weiß, was schieflaufen kann, wenn man sich von einer anderen Person abhängig macht. Wir sollen uns konzentrieren – auf das Ich. Schließlich ist man hier, um seine kaputte Seele wieder auf Vordermann zu bringen. Um tief in sich hinein zu blicken, in die Abgründe, die sich über Jahre gebildet haben. Kein anderer kann diesen Weg mit dir gehen und kein anderer kann dich davon befreien. Selbstreflexion ist eine verdammt schwierige Sache, die manch einer gerne von sich schiebt. Weil es weh tun kann.

Ich sehe trotzdem viele Patienten, die sich (heimlich) zusammengetan haben, weil sie es sonst nicht aushalten. Männer mit Frauen, Männer mit Männern, Frauen mit Frauen. Ich sehe Verheiratete, die eine Affäre beginnen, und Ältere, die sich Jüngere angeln. Ich sehe verzweifelte weibliche Wesen, die jeden Dreibein anbaggern, nur um einen winzig kleinen Krümel vom großen Kuchen abzubekommen. Ich sehe verzweifelte Männer, die ihren Testosteronüberschuss irgendwo abladen müssen und dankbar sind für jedes Ja. Egal, wie schön oder hässlich der andere Beteiligte ist. Es geht darum, dem Alleinsein zu entkommen. Doch Alleinsein ist der einzige Schlüssel für die Tür, die du vor dir selbst verschlossen hältst.

Ich finde diesen Mann schön, der da sitzt. Und am liebsten würde ich zu ihm rüberlaufen und ihn bitten, mich zu retten. Doch eins habe ich mir fest vorgenommen, bevor ich dieses Gebäude betrat und bevor Frau Munk den Zeigefinger erhob: Ich bin hier, um die Puzzleteile meiner Seele wieder zusammen zu setzen. Die Spielregel dazu lautet: only you.

Neunzehn. Pflicht.

Mein Hintern sitzt auf einem maroden Stück Holz und friert. Eigentlich ist es hier nicht erlaubt, aber ich rauche zwei Zigaretten direkt nacheinander. Der klinikeigene Bootssteg ist zu meinem Lieblingsplatz geworden. Viele kommen hier her, um der Sucht eine angemessene Umgebung zu bieten. In der Raucherecke vergeht einem dazu die Lust, weil du vor lauter Dunst deinen eigenen Glimmstängel nicht mehr siehst.

Ich liebe den Genuss, aber Genuss braucht Freiraum. Ich lasse die Beine baumeln und begrüße Henry. Ein stolzer Schwan, der für viele mehr als nur ein großer Vogel ist. Hunderte Toastscheiben verschwinden tagtäglich aus der Kantine. Das Küchenpersonal wundert sich, aber hat nicht die leiseste Ahnung. Es ist zum Ritual geworden: Nach dem Abendessen trifft man sich am Steg und füttert. Henry ist so etwas wie ein Freund. Er kommt, hört sich den ganzen Seelenmüll an und alles, was er von dir möchte, ist ein Stück Brot. Kommst du, kommt er auch. Gehst du, geht er auch. Zufrieden. Ich bin nervös und suche Beruhigung am Wasser. Gleich beginnt meine erste Einzeltherapiestunde bei Frau Munk. Und ich weiß, dass es nicht nur bei dieser einen Stunde bleiben wird. Viele weitere werden in den kommenden Wochen folgen, damit ich endlich aufräumen kann. Ich habe Angst.

»Wie geht es Ihnen?«

»Bin aufgeregt.«

»Haben Sie sich in der Klinik schon gut eingelebt?«

»Ja.«

»Wie finden Sie die anderen Patienten?«

»Spannend.«

»Wie meinen Sie das?«

»Ich wollte eigentlich über was Anderes reden, ich habe extra ein Thema vorbereitet.«

»Es interessiert mich trotzdem.«

»Was interessiert Sie?«

»Warum Sie die anderen Patienten spannend finden.«

»Ich kann mich an ihnen austoben.«

»Aha – inwiefern?«

»Hören Sie, es wäre mir wirklich lieber, wenn wir vielleicht über meine Eltern reden könnten.«

»Machen wir auch gleich. Erzählen Sie weiter.«

»Naja, ich sehe die Probleme der anderen, aber ich versuche sie von mir weg zu schieben.«

»Tun Sie das sonst nie?«

»Nein.«

»Was tun Sie dann?«

»Mich einmischen.«

»Geben Sie mir ein Beispiel.«

»Ich sehe eine schwangere Patientin rauchen.«

»Was passiert dann?«

»Ich werde wütend.«

»Zeigen Sie ihre Wut?«

»Nein, obwohl ich es normalerweise tun würde.«

»Was würden Sie tun?«

»Aufschreien, die Frau packen, wachrütteln, ihr eine Standpauke halten. Aber ich habe die Klappe gehalten.«

»Wie haben Sie sich dabei gefühlt?«

»Beschissen. Innerlich kochte ich, es brodelte, mir kamen heimlich die Tränen und ich betete für das Kind, dass es ja gesund zur Welt kommt und die Konsequenzen des Handelns einer stupiden werdenden Mutter nicht ein Leben lang ausbaden muss.«

»Ihnen könnte es egal sein.«

»Ist es aber nicht.«

»Warum nicht?«

Ich weine.

»Waren Sie schon mal schwanger?«

»Ich hätte gerne das Kind gehabt und hätte alles besser gemacht als diese Frau, aber mir wurde es nicht vergönnt.«

»Sie haben den Schmerz noch nicht überwunden.«

»Offensichtlich.«

»Haben Sie noch ein anderes Beispiel?«

»Da ist dieser Mann aus Gruppe 2.«

»Was ist mit ihm?«

»Er geht seiner Frau fremd.«

»Was würden Sie am liebsten tun?«

»Die Frau anrufen und sagen, was ihr Mann für ein Arschloch ist. Und dem Mann zwischen die Beine treten.«

»Auch das könnte Ihnen egal sein.«

»Ist es aber nicht! Nichts ist mir egal. Es regt mich alles so dermaßen auf. Jeder regt mich auf. Ob meine Familie, meine Freunde, meine Nachbarn, die Patienten. Ich würde am liebsten die ganze Welt zusammenschreien. Sie haben alle Probleme und tun alle das Falsche und suchen nach der Lösung. Aber sie sehen sie nicht. Oder wollen sie nicht sehen. Aber ich kenne immer die Lösung. Und ich weiß, dass sie richtig ist. Immer habe ich gesagt, was mir nicht passt. Immer habe ich meinen Senf dazu gegeben. Sie haben mich nach meinem Rat gefragt, mir zugehört und trotzdem nichts geändert. Und wenn sie mich nicht gefragt haben, gab es trotzdem meinen Senf. Es macht mich wahnsinnig, zu sehen, dass alle gegen die Wand rennen. Dabei will ich doch nur helfen. Dabei will ich, dass es allen gut geht. Es zerreißt mich. Es macht mich fertig. Ich möchte gerne überall sein.«

»Sie wollen die Welt retten.«

»Ja.«

»Sie wollen es jedem recht machen.«

»Ja.«

»Sie fühlen sich für alles und für jeden verantwortlich.«

»Ja, verdammt.«

»Wann denken Sie denn mal an sich?«

Nach einer Stunde liege ich wieder auf dem Steg. Erschöpft. Henry ist da. Und ich schluchze. Weil ich kein Stück Brot für ihn dabeihabe.

Zwanzig. Akzeptanz.

Gestaltungstherapie. Als ich den Raum betrete, sind schon 15 andere Patienten da. Sie starren mich an. Fremde, nicht aus meiner Gruppe. Mir wird schlecht und ich denke darüber nach, diesen Raum in Lichtgeschwindigkeit wieder zu verlassen. Sodass mich niemand dabei erwischen kann. Ich schwitze. Der Raum, er macht mir Angst. Er nimmt mir die Luft weg und wird sukzessive kleiner. Es kommt mir zumindest so vor. Schwindelanfall. Ich halte mich an einer Stuhllehne fest und warte darauf, dass meine 60 kg weiße Masse auf den Boden knallt. Es ist niemand da, den ich um Hilfe bitten kann, weil ich nicht um Hilfe bitten werde. Tief atmen. Aushalten. Tief atmen. Aushalten. Thema: »Malen Sie ihr Gefühlshaus.« Zum Kreativsein werden Acrylfarben, Wachsstifte und Wasserfarben zur Verfügung gestellt. Ich sammle mir zitternd irgendwelches Material zusammen und suche mir einen freien Platz. Minutenlang sitze ich regungslos da, vor mir ein weißes Stück Papier. Während 15 andere schon längst in ihre Fantasie eingetaucht sind und mit wilden Linien und Farbklecksen herumexperimentieren, warte ich auf die erlösende Eingebung. Sie kommt nicht. Typisch – die anderen schaffen es und ich mal wieder nicht. Der Druck steigt, ich muss liefern. Erinnerungen kommen hoch und gleichzeitig die Tränen. Durchatmen.

Ich überlege, wie ich diese leidvolle Situation bewältigen kann.

Möglichkeit: Ich stehe auf und renne raus.

Möglichkeit: Ich bleibe sitzen, male nichts und warte, bis die Stunde vorbei ist.

Möglichkeit: Ich male irgendwas.

Da ich die peinlichen Konsequenzen von Möglichkeit 1 und Möglichkeit 2 schon erahnen kann und ich mich garantiert anschließend für immer in mein Zimmer einbetonieren würde, wähle ich das geringste Übel, Möglichkeit 3.

Ich male eine blaue Hausfassade. Einfach so. Links davon gelbliche Farben, rechts davon graue Farben. Einfach so. Das Haus fülle ich mit einem hellen Pastellton aus und lasse darin eine Blume mit drei Köpfen wachsen. Einfach so. Eine Blüte neigt sich nach links zur schönen, gelben Seite, eine Blüte neigt sich nach rechts zur traurigen, grauen Seite und eine Blüte ragt nach oben gen Himmel. Einfach so. Meine Technik und meine Kreativität sind miserabel. Ich bin unzufrieden mit mir, natürlich. Es ist das hässlichste Bild, das ich je in meinem Leben gesehen habe, doch ich versuche mir einzureden, dass es nicht schön sein muss. Gut oder schlecht, schlecht oder gut – spielt das wirklich eine Rolle? Ich bin hier in einer Klinik und nicht die Schülerin von Pablo Picasso.

mehr schlafen, Tränen fließen. Erinnerungen an das Mobbing sind wieder da. Genau dieses Gefühl, genau diese Unsicherheit, genau diese Trauer. Niemand mag mich. Und ich weiß nicht warum. Ich spreche es in der Einzelstunde bei Frau Munk an. Sie ist die einzige, mit der ich noch reden kann. Frau Munk ist wunderbar. Sie kräftigt mich und gibt mir einen Rat: »Kappen Sie das Seil zwischen Ihnen und dieser Mitbewohnerin. Geben Sie die Verantwortung ab. Lassen Sie sie frei. Wenn sie nicht mit Ihnen reden will, dann ist es ihr Problem, nicht Ihres.« Gute Theorie, schwere Praxis. Ich gebe auf.

Nach Tagen der Verzweiflung, der Verbarrikadierung und des Nachdenkens beherzige ich diesen Tipp, weil ich verdammt noch mal irgendwas tun muss.

Und ich beschließe, tatsächlich das Band zwischen mir und der Lauten durchzuschneiden. Ich kann es zumindest versuchen. Schließlich ist Frau Munk eine ausgebildete Psychotherapeutin und sie wird schon wissen, was zu tun ist. Ich vertraue ihr. Ich beschließe, weiterhin freundlich zu der Lauten zu sein, mich wieder blicken zu lassen in der Gemeinschaft, aber die Verantwortung abzugeben. Wow – ich gebe etwas ab. Gar nicht so schlecht dieses Gefühl! Am Abend sitze ich mit Claudia auf einer Bank am See und ich erzähle ihr von der Situation. Ich schluchze und verzweifle.

Die Abgabe der Verantwortung ist vollzogen, aber trotzdem schmerzhaft. Claudia findet wundervolle Worte, baut mich auf. Zum Schluss lachen wir gemeinsam über irgendwelches belangloses Zeug – was für eine gute Ablenkung.

Als ich Stunden später zurück in die Wohngruppe kehre und meine Zimmertür aufschließe, entdecke ich eine bunte Postkarte auf dem Fußboden – offensichtlich wurde sie durch den Türschlitz geschoben. »Es tut mir leid, ich mag dich. Die Zicke von nebenan.« Ich muss mich setzen. Freudentränen. Ein Felsbrocken, der von meinem Herzen fällt. Erleichterung. Freiheit. Leichtigkeit. Alles plötzlich wieder da. Ich kenne jetzt das Warum. Sie hatte Neidgefühle, sagt sie. Sie wollte so sein wie ich. Und dadurch wurde ich zum Feind. Ohne, dass ich irgendwas getan habe. Mehr wollte sie dazu nicht sagen, aber das ist auch egal. Denn auf den Prozess kommt es an: Erst, als ich sie emotional und gedanklich losließ, kam sie auf mich zu und das Problem löste sich auf. Seltsame Welt. Wir lachen wieder gemeinsam. Und ich fühle mich in der Gruppe willkommen, obwohl alle anderen niemals etwas gegen mich hatten. Diese Scheißdepression ist ein kunterbuntes Kopfkino. Wie wunderbar man sich etwas ausmalen kann, was nicht real ist. Es macht einen mürbe, kaputt, schwach. Ja, es war etwas in der Luft. Es gab einen Grund. Aber die Depression potenziert alles. Ich habe wirklich versucht, dagegen zu halten. Ich habe versucht mir einzureden, dass alles nicht so wild ist, dass ich gut und nett bin, dass ich nichts angestellt habe. Diese bösen Gedanken. Sie waren einfach da und hatten mich unter Kontrolle. Wieder mal.

Ich lasse mich von Primitivität aus dem Leben reißen, dass es nur so kracht. Bausche alles auf, interpretiere es anders, messe eine hohe Priorität bei, lasse mich fertigmachen – von banalen Banalitäten. Jedes Mal tauchen sie immer und immer wieder auf. Aber ich habe eine wichtige Lektion für mich gelernt: Ich muss loslassen. Nur so kann es funktionieren. Doch erfordert es ein hartes Training, um jahrelang angeeignete Hirngespinste aus meinem Leben zu verbannen. Es dauert Wochen, Monate, wenn nicht sogar Jahre.

Zweiundzwanzig. Anders.

Es sind Wochen vergangen und mir geht es erstaunlich gut. Ich öffne mich und lasse dieses Experiment zu. Der Schlaf kommt wieder zurück – ein Sechser im Lotto für meinen Körper. Vielleicht liegt es an dem vollgestopften Tagesplan, den ich mir selbst zusammengestellt habe. Neben den Pflichtstunden ergänze ich freiwillig mein Programm mit Sport und Ergotherapie. Töpfern, Malen, Volleyball, Herz-Kreislauf-Training, Frühsport, Joggen. Ich nehme alles, was ich kriegen kann, nur um mich kopflos zu machen. Frei von den bösen Gedanken, die sich immer wieder ihren Weg zu mir durchgraben und mich zu Boden werfen wollen. Doch ist es für mich gerade auffallend leicht. Ich wundere mich über mich selbst. Ich bin kaum noch in meinem Zimmer, sondern immer unter Leuten. Ich gehe raus und genieße achtsam die Sonne und die wunderbare Natur. Ich bewege mich und habe Spaß am Sport. Ich lasse keine einzige Stunde ausfallen, sondern bin immer zur Stelle. Ich ziehe keine Decke über den Kopf und ich weine sehr selten. Ich habe Energie, für mich und für andere. Nichts bringt mich aus der Fassung, selbst ein schreiender Joshua nicht, der manchmal partout nicht ins Bett gehen will (Und er kann wirklich sehr laut sein!). Es ist, als ob ich eine Metamorphose durchlebte, nur weil ich ein paar Tage »Urlaub« in einer psychosomatischen Klinik mache. Als ob ich eine Welt beträte, die mir schon lange gefehlt hat. Dennoch ist das Gefühl da, dass ich nichts tue, obwohl ich etwas tue. Denn mein Ungeheuer spüre ich, es lauert Tag für Tag. Tief in mir drin wartet es darauf, mich in einem überraschenden Moment anzugreifen, mir alle Schönheit zu nehmen, die ich mir in den letzten Tagen mühevoll zusammengesammelt habe. Imaginär strecke ich dem meinen Mittelfinger entgegen, denn ich möchte einen Moment nicht darüber nachdenken, warum ich hier bin, sondern einfach genießen, dass ich es bin.

Mein Tag ist exakt durchstrukturiert, ich gehe zur gleichen Zeit frühstücken, Mittag essen, Abendessen. Ich mache meine 5-10 Raucherpausen und trinke in regelmäßigen Abständen eine große Tasse grünen Tee. Jeden Morgen nach dem Aufstehen trainiere ich meine Bauchmuskeln, um wach zu werden und um mein schlechtes Gewissen zu erleichtern, weil ich die abstruse Vorstellung habe, ich sei zu dick. Punkt 17 Uhr leere ich Tag für Tag mein Postfach, um nichts versauern zu lassen. Meistens liegen nur meine Zeitpläne für die Therapien drin, ab und zu auch Grußkarten von Freunden, die an mich denken. Zweimal in der Woche gehe ich abends in die Sporthalle. Hier treffen sich alle Körpertüchtigen, die noch nicht genug haben vom Tag und irgendwo ihre restliche Vitalität abladen müssen. Volleyball, Basketball, Tischtennis, Badminton, Fußball. Es ist egal, wer mitmachen will. Jung, alt, Frau, Mann, Depri, Alki, Junkie, Knasti, Spielsüchtiger. Jeder wird respektiert und aufgenommen, ohne Wenn und Aber. Die Solidarität ist großartig. Selten habe ich sowas erlebt – eigentlich noch nie. Es gibt keine Streitereien, keine Pöbeleien, kein Platzhirsch-Verhalten, keine Diskriminierung, keine schrägen Blicke, keine blöden Fragen, keine Distanz, keine Vorurteile. Es gibt nur eine enorme Hochachtung vor dem, was jeder einzelne hier leistet. Ich kann mich nicht daran erinnern, wann ich das letzte Mal so viel und so herzhaft gelacht habe wie hier. Verrückt. Da muss ich erst mit hundert anderen psychisch kranken Menschen zusammen sein, um vor Fröhlichkeit fast zu platzen. Würde ein Gesunder in dieses Gebäude einbrechen, um einen neugierigen Blick zu wagen, er würde nie auf die Idee kommen, dass wir alle tieftraurige Vergangenheiten haben. Er würde niemals erkennen, dass wir fast alle mit einem Bein bereits im Sarg standen. Er würde niemals erahnen, dass wir gerade alle unsere Seelen auf einer Bahre in die Not-OP schieben.

Hier muss ich mich nicht krumm machen. Hier muss ich nicht reinpassen in die geleckte Gesellschaft voller Schein und Illusion. Hier empfängt man Freude für meine Reinheit und nicht für mein ganzes materielles Drumherum. Hier darf ich Fehler machen, hier darf ich human sein. Weil es egal ist, was ich habe oder nicht habe, weil es erwähnenswert ist, dass ich einfach bin.

Dreiundzwanzig. Lektion.

Taschentücher, Taschentücher – überall Taschentücher. Draußen scheint die Sonne und ich bin ein einziges Stück Leid. Ich habe die grünen Vorhänge zugezogen, sodass mich kein Strahl erhaschen kann. So etwas Schönes soll nicht mit mir in Berührung kommen. Nicht jetzt. Meine Tür ist verschlossen, meine Bettdecke über mich gestülpt, nur ein nasses, tränenreiches Auge kommt zum Vorschein und starrt die Wand an. Heute Morgen war ich noch der Clown, drei Stunden später ein jammerndes Häufchen Elend, das beschlossen hat, sich den ganzen Tag zu verkriechen. Ich bin ausgelaugt, ausgeraubt, entkräftet, verstummt. Und blicke nur in eine Richtung. An die Wand. Dort hängt ein großes Stück beschriebenes Papier, das ich aus der Gruppentherapie mitnehmen durfte. Heute saß ich auf dem heißen Stuhl. Heute befand ich mich im Kreuzverhör. Heute waren alle Blicke auf mich gerichtet. Ungewollt, unvorbereitet. Denn eigentlich habe ich mich nur zu Wort gemeldet, damit sich überhaupt jemand meldet. Alle anderen waren stumm und Frau Munk schon am Verzweifeln. Also erhob ich meine Hand und schlug ein Thema vor, in der Hoffnung, dass die anderen nachahmen und Engagement zeigen. Pustekuchen. Nie hätte ich damit gerechnet, dass die Stummen stumm bleiben. Also zog ich das große Los, also musste ich ran.

Ich erzählte von Verletzungen, Streitereien und Kriegen. Von Untreue, Missgunst, Neid und bösen Absichten. Von unerfüllten Träumen, Druck und Erwartungen. Von lauten Beleidigungen, Allein gelassen werden und dem ständigen Wunsch nach Lob. Ich erzählte von Menschen, die mir nicht gut taten und immer noch nicht gut tun. Die immer etwas Anderes in mir sehen, als ich es eigentlich bin. Die mein Bestes wollen, aber nie Raum dafür geben. Die mich nicht freilassen. Die entscheiden, ohne mich vorher zu fragen. Ich erzählte von Familienzankereien, Unfrieden und Rechtfertigungen. Von schlechten Vorbildern, Ablehnung, Ungerechtigkeit und dem Leben eines schwarzen Schafs. Ich erzählte von meinen Gefühlen, die von Wut und Rache geprägt sind, die nicht loslassen können und ständig den Zeigefinger in eine Richtung heben. Du, nur du – du bist schuld!

Alles Unschöne kommt wieder an die Oberfläche. Ein zweites Mal vergewaltigt von Menschen und Situationen, die mir meine Leuchtkraft nahmen. Doch schlimmer als die eigentlichen Vorkommnisse ist meine unendliche Verbitterung über das, was passiert ist. Nachtragend bis zum letzten Millimeter. Immer und immer wieder das Auffrischen eines ausgedehnten Schmerzes, der mich nicht loslassen will.

Die Kopfhörer stecken fest in meinen Ohren. Ich höre irgendwas Theatralisches, damit ich mich noch mieser fühle. Eigentlich hätte ich jetzt Herz-Kreislauf-Training, aber heute wird mich niemand mehr sehen. Das nächste Taschentuch fällt auf den Boden und ich kann nicht aufhören, an die Wand zu starren. Ich versuche zu verinnerlichen, zu empfangen, zu kapitulieren und zu lernen. Winselnd lese ich immer und immer wieder dieses Wort, das auf dem Papier steht – das, welches alles verändern soll:

V-E-R-Z-E-I-H-E-N!

Vierundzwanzig. Paradies.

6 Uhr morgens. Draußen ist es dunkel. Eine Totenstille verbreitet sich über das Klinikgelände, Nebel wabert zwischen den Bäumen und bedeckt den See – ein perfektes Bild, das einer Gruselszene aus Tim Burtons Film »Sleepy Hollow« gleicht. Vermutlich schlafen alle noch in ihren Nestern und tanken Energie für den bevorstehenden Tag. Außer einem Dutzend. Es ist kühl und klamm. Das Gras umrahmt jede Schuhsohle mit nassen Tautropfen. Wir stapfen in Richtung Bootsschuppen, eingepackt in dicke, warme Jacken, und fragen uns, ob wir nicht mehr alle Tassen im Schrank haben. Denn gestern Abend überraschte uns Sporttherapeutin Frau Wahnke mit einer spontanen Idee und prophezeite Unglaubliches. Unsere Gruppe wurde dazu verdammt, eine kurze Nachtruhe in Kauf zu nehmen, nur um etwas Besonderes zu erleben. Die meisten haben noch keinen Kaffee getrunken, blicken griesgrämig unter ihren Mützen hervor und wünschen sich die horizontale Liegeposition zurück. Allen voran ich, die kaum ein Auge zugemacht hat, weil ich wieder eine depressive Phase habe. Was soll das? Was tun wir hier? Frau Wahnke gesellt sich gutgelaunt zu uns. Wen wundert es, sie ist immer so – wie ein Duracell-Häschen. Sie öffnet mit großem Kraftaufwand die riesige, knarrende Doppeltür des Holzschuppens und motiviert uns, einen Blick

hinein zu werfen. Unlustig, eher gekidnappt von der Müdigkeit fügen wir uns und beäugeln. Ein geschnitzter Drachenkopf grinst uns freundlich entgegen und wird von der Laterne angestrahlt, die neben dem Schuppen steht. Wir erschrecken zunächst, aber werden neugierig. Ein meterlanges, gewaltiges Boot hängt hinten dran, es hat Platz für uns alle. Und wir erahnen, was Frau Wahnke vorhat. Gemeinsam tragen wir den kolossalen Kahn zum Steg und lassen ihn vorsichtig ins Wasser gleiten. Einigen steht die Angst ins Gesicht geschrieben. Sie sind hellwach jetzt, aber nur, weil sie die Panik ergreift. Wassersport ist nun mal nicht jedermanns Sache. Boot fahren auch nicht. Enger Raum mit vielen Menschen sowieso nicht.

Mir ist es egal. Drei Jahre Seefahrt machen stark – zumindest in diesem Punkt. Frau Wahnke verteilt Schwimmwesten, um uns zu beruhigen, und drückt jedem ein Paddel in die Hand. Nach und nach nehmen wir in der langen Holzschüssel Platz und warten auf die nachfolgende Action-Show. Laut und deutlich erteilt uns Frau Wahnke Kommandos, zählt den Takt an, den wir einhalten sollen, um voran zu kommen. Vorsichtig taucht jeder sein Hilfsmittel ein und schiebt das Wasser zurück. Das Boot nimmt Fahrt auf. Was für ein Bild.

Zwölf Depressionskranke und eine Therapeutin paddeln in einem Drachenboot auf einem See durch die Dunkelheit. Wenn uns jemand sehen könnte, er würde denken, die Indianer sind da und wollen im Morgengrauen das Festland erobern. Ich bin immer noch müde und kaputt, würde am liebsten von Bord springen und zurückschwimmen. Ich habe kaum Energie, um dieses Außergewöhnliche genießen zu können. Dennoch, ich bleibe sitzen. Irgendwann geht auch das wieder vorbei, und ich kann wieder zurück unter die Decke kriechen und das Leben verachten. Leise plätschert es links und rechts, das Boot gleitet sanft über die glatte Wasseroberfläche. Einige unterhalten sich, machen sich Sorgen, ob der Kahn auch tragfähig ist, befürchten, dass er umkippen könnte. Frau Wahnke kontert cool und verlangt von uns die absolute Konzentration auf das Paddeln. Immer weiter und weiter treiben wir hinaus, der See ist lang und breit. Damit uns etwas wärmer wird, zieht Frau Wahnke das Tempo an. Schneller und immer schneller. Ich kann fast nicht mehr mithalten und frage mich, wozu diese Eile. Unser Herz-Kreislauf-System soll angekurbelt werden, »damit Sie sich spüren«. Frau Wahnke ist ungnädig und triezt. Sie hat nicht nur das Ruder fest in der Hand, sondern auch uns. Eine Viertelstunde lang bewegen wir uns in Windeseile voran. Schweißperlen auf meiner Stirn.

Ich japse und bete darum, diese Tortur bald zu beenden. Plötzlich fordert uns Frau Wahnke auf, die Paddel aus dem Wasser zu nehmen und leise zu sein. Wir tun es und lassen das Boot gleiten. Nur ein Plätschern, sonst nichts. Dann die ersten Vögel, die über unsere Köpfe fliegen und ihre Morgenlieder zwitschern. Ich schaue hinauf und sehe, dass sich die Himmelsschwärze langsam in ein kraftvolles Blau verwandelt. Das Wasser beginnt zu glitzern, als hätte jemand Pailletten darüber gestreut. Wir beobachten und sind gefesselt von der Pracht der Natur. Die Nacht legt sich schlafen und der Tag darf kommen. Vor unseren Augen schiebt sich eine mächtige gelbe Kugel zaghaft nach oben. Von Minute zu Minute nimmt sie immer mehr Platz ein und beginnt zu erhellen und zu wärmen. Ich spüre sie, direkt in meinem Gesicht. Ich schließe die Augen und ergebe mich. Alles, was ich bisher gefühlt habe, wird zur Nebensache. Alles, was mir wichtig war, einfach egal. Eine Träne kullert über meine Wange. Es ist ein Moment voller Magie, voller Demut und intensivstem Frieden. Nichts, außer ein Boot, ein paar Liter Wasser und zwölf Menschen, die die Sonne bei ihrer Wiedergeburt beobachten. Wie erhaben sie ist und wie reich sie uns beschenkt. Wir sind Zeugen eines Wunders, dass jeden Tag passiert. Wir haben nur vergessen, wie wertvoll es ist. Es gibt nichts, was mich in diesem Moment von diesem Wunder ablenken kann – keine negativen Gedanken, kein Verkriechen, kein Schmerz. Ich bin seit langem wieder dankbar dafür, dass ich auf der Welt sein darf. Ich bin glücklich. Ich bin gefangen von der Schönheit des Lebens.

Fünfundzwanzig. Denkzettel.

Sie sagt, sie wollte sich umbringen und ihren 8-jährigen Sohn mitnehmen. In den Tod. Von einer Zugbrücke springen, um dem Leid zu entgehen. Dann erfuhr sie, dass sie wieder schwanger ist und sprang nicht. Jetzt ist sie hier und versucht. Gemeinsam mit ihrem kleinen Finn und dem Ungeborenen im Bauch. Aber sie kapituliert. Es ist keine Woche herum seit ihrer Einweisung, doch sie möchte wieder nach Hause fahren.

Sie fühle sich nicht wohl, habe Heimweh. Ihr würde das Ganze hier nichts bringen. Und der Junge wäre auch sehr unglücklich in der klinikeigenen Schule. Ich sitze mit Franziska auf einer Bank am See. Es ist das erste Mal, dass ich mit ihr rede. Sie zieht sich von der Gruppe zurück. Sie möchte alleine sein. Alleine ertragen. Aber heute ist sie anders. Offener. Sie beginnt zu erzählen. Von ihren Eltern, von ihren Geschwistern, von ihrer Chefin. Und von ihren ständigen Suizidgedanken. Auch hier hat sie welche und gibt es offen zu. Nicht schlimm, denke ich. In unserem kränklichen Zustand gehört das fast zum Alltag. In ein paar Tagen holt sie ihr Lebensgefährte wieder ab. Die Abreise steht schon fest. Ich bin etwas bedrückt, denn eine Chance gab sie der Therapie nie. Schade für sie. Aber jeder, der hier eincheckt, tut es freiwillig. Der eine mehr, der andere weniger. Zumindest wird niemand in

Handschellen hineingezerrt, dafür gibt es wahrhaftig andere Institutionen. Doch braucht es eine erhebliche Portion Mut, um hier den Koffer auspacken zu können. Viele schaffen es, einige nicht. So erlebe ich Menschen, die auf dem Absatz sofort wieder kehrtmachen, sobald sie das Gebäude erblicken. Oder welche, die nach drei Tagen wieder nach Hause fahren, weil sie »keinen Bock mehr« haben. Es liegt natürlich nicht am Bock, es liegt schlicht und ergreifend an dem fehlenden Arsch in der Hose. Bedauerlich, aber die pure, nackte Angst kann zum größten Feind werden. Und dann gibt es noch die Hoffnungslosen wie Franziska.

Jeden Morgen treffe ich sie und ihren Sohn beim Frühstück, während die anderen noch schlummern. Wir sind stets die ersten am Tisch, weil Finn zeitig in die Schule muss und weil ich zu den Bekloppten gehöre, die Frühsport machen. Es ist fast zum Ritual geworden, dass wir uns gegenübersitzen und müde ins Brötchen beißen. Finn erzählt immer, was er die Nacht geträumt hat und was er alles nach der Schule unternehmen möchte. Ein lebenslustiger Junge neben seiner fast entseelten Mutter. Franziska ist das Ebenbild der Traurigkeit, und man möchte sie am liebsten an die Nadel hängen und mit Lebenssaft vollpumpen – obwohl man selbst nicht gerade zu den Lebendigsten gehört.

Eines Morgens sitze ich alleine am Frühstückstisch. Keine Franziska, kein Finn weit und breit. Vielleicht fällt heute die Schule aus, vielleicht kommen sie gleich, vielleicht sind sie schon abgeholt worden. Ich gerate nicht sofort in Panik, aber mache mir dennoch ein wenig Sorgen. Als die anderen nach und nach dazu stoßen, stellen wir fest, dass sie niemand mehr seit gestern Abend gesehen hat. Außer die Laute. »Sie hat gesagt, sie will sich umbringen«, erzählt sie. Mein Herz fängt an zu rasen. Natürlich plaudert Franziska über Suizidgedanken, jeder weiß es, wir und die Therapeuten. Aber nun sitzt sie nicht hier. Und mich überkommt eine plötzliche Angst. Sofort stehe ich auf und suche die gesamte Klinik nach ihr ab, schaue am See, schaue im Park, klopfe an ihrer Zimmertür, die verschlossen ist, aber auch nicht geöffnet wird, klappere alle Räume ab, frage an der Rezeption nach, ob sie irgendjemand heute Morgen schon gesehen hat, versuche einen Arzt oder Therapeuten aufzufinden, um Hilfe zu bekommen – doch leider vergebens. Ich renne panisch durch die Gänge und bete gleichzeitig nach oben, obwohl ich überhaupt nicht gläubig bin. Aber irgendjemanden brauche ich jetzt, der mir unter die Arme greift. Irgendwie. Und ich denke an Franziska. Herrje, würde sie es wirklich tun? Würde sie ihr junges Leben einfach so wegschmeißen und ihre Kinder, ein geborenes und ein ungeborenes, mitreißen? Und ich denke an Finn. Der arme Junge, er ist doch noch ein Kind! Bitte, tu ihm das nicht an! Bitte, lieber Gott! Jetzt gerate ich in die Rolle des Besorgten. Wie viel Schmerz Angehörige und Freunde erleiden müssen, wenn sie jemanden in ihrer Reihe haben, der ständig über einen Freitod nachdenkt. Zum ersten Mal begreife ich, was ich ihnen damit antue, wenn ich solche Gedanken laut ausspreche. Wenn ich sie miteinbeziehe in meine abstrusen Pläne, die natürlich ernst genommen werden müssen. Aber sie sind auch ein Hilfeschrei, weil ich in einer Sackgasse gelandet bin und alleine nicht mehr herausfinde. Ständig bilde ich mir ein, wie einsam ich bin. Natürlich bin ich es nicht, aber die Depression verhindert stets einen klaren Blick und einen klaren Gedanken. Die Depression verschleiert die Realität und führt in die Extreme. Die Depression ist lebensgefährlich. Ich gehe durch die Hölle, aber die, die mich begleiten, auch – vielleicht sogar noch intensiver. So wird es immer jemanden geben, der verzweifelt über die Gänge irrt, um nach mir zu suchen, um mich zu retten, um aufzuhalten, um das Schlimmste zu vermeiden. Weil ich für den anderen wichtig bin. Weil der andere nicht möchte, dass ich aufgebe und gehe.

Als ich völlig verzweifelt und verschwitzt in die Kantine zurückkehre, läuft mir Finn quietschlebendig entgegen und umarmt mich. »Wir haben verschlafen.«

Sechsundzwanzig. Risiko.

Ich bin gestresst und genervt, kann mich seit Tagen nicht auf meine Therapie konzentrieren. Die vielen Neuzugänge bringen Chaos in die Wohngruppe, die vielen Entlassenen Tränen und Schmerz. Ich bin nur noch damit beschäftigt, Abschiedsreden zu schreiben, Gruppenharmonie zu schaffen, Gruppenausflüge zu organisieren, Gruppenspirit herbei zu zaubern, Axel zu trösten, Claudia zu trösten, Martin zu trösten. Ich bin nur noch damit beschäftigt, für andere da zu sein, für andere zu fühlen, für andere zu denken und für andere zu handeln. Es wird nicht verlangt, aber ich mache es trotzdem. Wie immer, ein altbekanntes Problem. In der richtigen Balance macht es mich zufrieden, in der übertriebenen Form macht es mich krank. Und ich übertreibe meistens. Heute habe ich das Amt des Gruppensprechers abgegeben, das ich schon seit Wochen ausübe, mir jetzt aber zu viel wird. Ich habe ein Treffen mit Axel abgesagt, das Mittagessen sausen lassen und mich kaum aus meinem Zimmer begeben. Heute habe ich die pure Egoistin gespielt. Endlich.

Doch auch als Egoistin habe ich teuflische Angst vor meiner Entlassung, die schon in wenigen Tagen ansteht.

Sieben Wochen Klinikaufenthalt klingen erschreckend lang, aber wenn sie dann vorbei sind, bemerkt man die Kürze – Unsicherheit kommt auf. Ich weiß, ich werde nie gesund werden. Ich weiß, mein Werkzeug ist noch nicht da – das, womit ich mein neues Leben meistern könnte. Jeden Tag trinke ich in meiner Fantasie eine Flasche Wein auf ex. Ich weine beim Gedanken an die nächste Familienbegegnung, beim Gedanken an Druck und Erwartungen von außen, beim Gedanken an Alltag und vor allem beim Gedanken an Einsamkeit. Es ist niemand dort. Zuhause. Niemand, der wartet, niemand, der mich an der Tür mit offenen Armen empfängt, niemand, der meinen Koffer auspackt, niemand, der Fragen stellt, niemand, der für mich kocht, niemand, der tröstet, niemand, der mich zudeckt, niemand, der mir ein Lächeln schenkt und sagt »Du hast es geschafft!« – niemand. Erschreckt stelle ich fest: Ich werde wieder alleine sein. Nach sieben Wochen. Falle ich wieder in das alte Muster? Oh ja – so eine Depression ist großartig. Tagelanges Liegen auf der Couch, alles was man hat, ist der Fernseher, Alkohol, um schlafen zu können, graue Gedanken, die bewegungslos machen, Tränen, die kommen und gehen, wann sie wollen, Wertlosigkeit, Kleinmachen, Stille, Betäubung, der verzweifelnde, nächtliche Aufenthalt auf dem kalten Küchenfußboden – mit Tabletten in der Hand, um endlich mit der beschissensten Phase meines Lebens Schluss zu machen. Denn ich ertrage diese Unerträglichkeit nicht mehr. Und ich fürchte, dass alles zurückkommt.

Wie die meisten werde ich nach sieben Wochen als »wieder arbeitsfähig« entlassen – ja, das ist einfach. Was soll die Klinik auch anderes tun? Schließlich muss der Schein bewahrt werden. Ein entlassener, nicht arbeitsfähiger Patient bedeutet Note 6. Das könnte für Wirbel in der Geschäftsleitung, beim Rententräger und im Gesundheitssystem sorgen. Also wird das Kreuz schön brav an die »richtige« Stelle gesetzt, während ich Frau Munk in meiner letzten Einzeltherapiestunde weinend anschaue. »Haben Sie keine Angst, es wird alles gut«, sagt sie ihren Standardsatz auf – den, den jeder Entlassene zu hören bekommt, um ihn ruhig zu stellen. Gescheiterter Versuch, liebe Frau Munk. Ach, du schöne, heile Welt.

Ich habe einen Antrag auf Nachsorge gestellt. Ein sofortiger ambulanter Therapieplatz muss her, der mich auffängt. Weil ich genau weiß, dass ich sie brauchen werde, diese Hand, die meine Hand ergreift und mir zeigt, wie man lebt. Denn ich habe leben verlernt. Ich frage mich, was ich zu Hause machen soll. Einen neuen Job suchen – aber welchen? Eine neue Stadt suchen – aber welche? Ein paar neue Freunde suchen – aber welche? Einen neuen Kopf suchen – ja, gebt mir irgendeinen, ich nehme ihn mit Kusshand! Ich erinnere mich wieder an die Worte von Nik: »Hier hast du alles. Aber zu Hause musst du erstmal wieder alleine klarkommen. Das ist der schwerste Schritt.« Denn ich befinde mich gerade unter einer Käseglocke, die mir Schutz gibt. Ich muss bald die Tür nach draußen öffnen. Mich langsam auf meinen Abschied vorbereiten. Dass ich alleine weitergehen muss, dass ich keine Therapeuten und keine Gruppe mehr um mich herum habe. Ich weiß nicht, ob ich mich darauf freuen oder vor Trauer lieber umkippen soll. Völlige Leere. Ich weiß nicht, ob ich stark oder schwach bin. Ob bedürftig oder schon bereit. Ich habe hier einiges gelernt, über mich, über andere und über die Krankheit. Meine Reservekanister wurden wieder aufgetankt, meine Sinne geschärft und meine Nerven verdickt. Zusammen mit Frau Munk packe ich meinen Notfallkoffer, voller psychischer Tipps und Tricks, Erste-Hilfe-Gedanken und To-Do-Listen. Er soll mir helfen, wenn ich wieder in eine Misere gerate. Doch bin ich im Stande ihn zu öffnen, wenn ich Hilfe brauche? Oder ergebe ich mich schon vorher?

Ängstlich komme ich in die Klinik, ängstlich gehe ich wieder hinaus.

Teil 4

Siebenundzwanzig. Solo.

David steht am Bahnhof. Er ist extra mit dem Zug angereist, um mich mit meinem Auto nach Hause zu fahren. Weil er mich darum gebeten hat und weil er weiß, dass ich es alleine nicht schaffen werde. Er ist der einzige, der mich in der Klinik besuchen durfte, alle anderen habe ich abgewiesen. Ich weiß nicht, warum. Vielleicht weil ich immer noch die Hoffnung habe, dass er zu mir zurückkehrt. Aber er tut es nicht. Er möchte nur ein Freund sein. Und ich muss es schmerzvoll akzeptieren, dass ich nicht die Frau bin, mit der er sein Leben verbringen möchte, nicht seine Liebe. Aber ich bin ihm trotzdem so wichtig, dass er alles für mich stehen und liegen lassen würde. Vielleicht weil er ein schlechtes Gewissen hat, nachdem er damals einfach so verschwand. Ich bin sehr erleichtert, dass ich diesen Schritt jetzt nicht alleine gehen muss. Vom kleinen, warmen Nest in die große, unsichere Welt. Von der Behutsamkeit in die Gefahr. Vom Verständnis ins Vorurteil. Auf der 150 km Fahrt reden wir nicht viel miteinander. Ich schaue melancholisch aus dem Fenster und bin damit beschäftigt, die Eindrücke der letzten Wochen zu sortieren. David stellt hin und wieder eine Frage, aber er spürt, dass ich nicht viel sagen möchte. Alles, was mich wirklich interessiert, ist: Werde ich es alleine schaffen? Je mehr wir uns meiner Wohnung nähern, desto unruhiger werde ich. Zurück zu meinen vier Wänden, zurück zum Alltag, zurück zu dem, was mich fast umgebracht hat. Jetzt kommt es darauf an, das mühevoll zusammen gesammelte Gegengift anzuwenden, wenn die Krankheit wieder zubeißen sollte. Ich bin nicht besonders zuversichtlich, dass nun alles einfacher wird. Im Gegenteil: Ich bin mir sogar sicher, dass ich bald einen Rückfall erleiden werde, weil ich ihn schon spüren kann. David hilft mir, mein Gepäck nach oben zu tragen, aber er muss wieder gehen, da er noch einen Geschäftstermin hat. So stehe ich nach sieben Wochen Abwesenheit alleine im Flur meiner Wohnung und wage kaum einen Schritt vorwärts. Ich fühle mich in meinem eigenen Heim fremd, unerwünscht und erdrückt. Zögernd schaue ich um mich, erkenne natürlich alles wieder, aber möchte es eigentlich nicht sehen. In meiner Hand halte ich einen Strauß Blumen, den ich mir auf dem Weg hierher gekauft habe – ein Tipp von Frau Munk, »um es sich schön zu machen«. Ich stelle meine Tasche ab, bringe die Blumen in die Küche und erinnere mich an den Valentinstag. An dem Tag, als ich genau hier aufgab. Was für ein komisches Gefühl, diese kalten Bodenfliesen wieder zu sehen, auf denen mein Gesicht lag. Ich gehe weiter ins Wohnzimmer, da, wo sich die Couch befindet, da, wo ich monatelang vor mich hinvegetierte und die Glotze mein einziger Freund war. Ein Raum, der mein gesamtes Leid ertragen musste. Meine Höhle. Mein Schlupfloch. Mein Versteck vor der Menschheit. Die Sonne scheint durch die hohen Fenster und lässt meine Wohnung erstrahlen. Sie ist groß, hell und wunderschön, jeder würde sie mit Kusshand nehmen und sich hier auf der Stelle wohl fühlen. Doch für mich verbirgt sie zu viele schlechte Erinnerungen, zu viele negative Energien – zu viel, was mich hinunterzieht. Ich setze mich vorsichtig auf die Couch, weil mir abrupt schwindelig wird und kann mich nicht mehr zurückhalten. Tränen fließen, ununterbrochen, mehr und immer mehr. Ich schluchze und kann kaum dabei atmen. Meine Angst zeigt sich und die pure Prophezeiung, dass sich alles wiederholen wird – auch mit Notfallkoffer. Ich weiß es, ich weiß es ganz genau. Und während ich es weiß, mache ich mir wieder eine Flasche Wein auf.

Willkommen, Zuhause!

Achtundzwanzig. Tatsache.

Ich habe bei Facebook gepostet, dass ich unter einer Depression leide. Es hat vier Stunden gedauert, bis ich mich traute, den Button zum Veröffentlichen zu klicken. Jetzt wissen es 378 »Freunde« – und vielleicht noch mehr. Ich weiß nicht, wovor ich Angst habe. Facebook ist nicht gerade der Nabel der Welt. Aber ich glaube, es geht darum, sich frei zu machen von all den schweren Ketten, die man sich selbst angelegt hat. Das Gefühl der Selbstverständlichkeit fehlt mir seit der Entlassung aus der Klinik. Genau das, was mich wieder zum Leben erweckte. Kein Versteckspiel, kein Theater, kein Alles-ist-gut-Gehabe. Die nackte Wahrheit hat ein Recht darauf, sich entfalten zu dürfen. Ich bemerkte, wie ich, kurz nachdem ich wieder zu Hause war, anfing, erneut zu vertuschen und Menschen anzulügen. Ich kann Smalltalk mit meinen Nachbarn halten und strahle dabei übers ganze Gesicht. Ich kann total interessiert mit einem Baumarkt-Mitarbeiter über das perfekt verlegte Laminat fachsimpeln. Ich kann Freunden vorgaukeln, dass es mir gut geht. Und keiner bemerkt was. Niemand hat auch nur die leiseste Ahnung, wie es mir wirklich geht, wenn ich die Schwelle übertrete und die Tür hinter mir schließe.

Zudem lese ich Tag für Tag immer mehr Zeitungsartikel über das große, irritierende Wort

Burnout. Und darüber, dass die Zahl der Depressionspatienten rapide steigt. Und darüber, dass die Politiker dringend etwas dagegen tun wollen. Und darüber, dass Erkrankte lieber den Mund halten, weil sie um ihren Job fürchten oder gar Angst haben, vom Vermieter aus der Wohnung geschmissen zu werden. Leider kenne ich solche Fälle, wo genau das eingetreten ist. Es muss eine Veränderung her, ein Stoppschild. Ich dulde es nicht, dass Menschen mit Depression in die Ecke der Gesellschaft gestellt und verprügelt werden. Diese Kraft, die wir aufbringen müssen, nur um mit der Krankheit leben zu können – sie reicht nicht für andere Baustellen. Wir brauchen keine weiteren Steine auf unserem Weg, wir brauchen offene Arme. Das Tabu muss verschwinden, aber das funktioniert nur, wenn darüber geredet wird – als wäre es das Normalste der Welt. Es kostet viel Mut, aber ich bin bereit, es jedem zu erzählen – egal, ob er es hören will oder nicht. Egal, wie er darauf reagiert. Der Facebook-Eintrag ist nur ein Symbol dafür, dass ich mein Refugium nicht mehr akzeptieren werde, sozusagen mein Arschtritt in den eigenen Allerwertesten. Denn die Wut bringt mich dazu, in die erste Reihe zu treten und kokett zu sagen: »Ja, ich habe Depressionen! Na und?« Ich bin trotzdem liebenswert und habe es verdient so behandelt zu werden wie jeder andere auch. Nicht mehr und nicht weniger.

Als ich mich zwei Stunden später, nach Veröffentlichung des Posts, wieder bei Facebook einlogge, habe ich 36 neue Nachrichten in meinem Postfach. 36 Menschen, die sich zum ersten Mal outen. Applaus!

Neunundzwanzig. Me, myself & I.

Heute ist Heiligabend. Zum ersten Mal in meinem Leben verbringe ich ihn alleine. Ich tue es freiwillig, weil ich keine Menschen ertragen kann, aber vielleicht auch, um mal wieder in Selbstmitleid zu baden. Sicher hätte ich noch spontan etwas an der Situation ändern können, z.B. mich ins Auto setzen und acht Stunden zu meiner Familie fahren. Aber ich bin gesundheitlich nicht in der Lage dazu. Also versuche ich diesen »heiligen« Tag zu verdrängen, ihn nicht aufzuwerten. Es ist doch nur Weihnachten. David kam vor ein paar Tagen vorbei und brachte mir einen Baum. Eine spontane Überraschung, die ich nicht wollte. Erst wehrte ich mich dagegen, dann erwischte ich mich beim Schmunzeln. Denn meine Anti-Weihnachten-Kampagne hatte bisher bestens funktioniert. Kein Plätzchen backen, keinen Glühwein trinken, keinen Weihnachtsmarkt besuchen, keine Geschenke kaufen, keine Lieder singen, keine Fenster schmücken, keinem ein Frohes Fest wünschen. Mehr oder weniger erfolgreich verdrücke ich mich, lasse den großen Weihnachtsmuffel heraushängen, lasse alle wissen, dass mir dieses Spektakel dermaßen zuwider ist. Doch nun steht er da, der Baum. Er ist nicht gewöhnlich, er ist anders. Statt Kugeln hängen an den Ästen ausgedruckte Porträts meiner Freunde. So entkomme ich vielleicht ein wenig der Einsamkeit, wenn ich sie Tag und Nacht – wenn auch nur auf Fotopapier – um mich habe.

Ich war im Supermarkt und habe mir Leckereien gekauft, weil ich heute für mich ein Festmahl kochen möchte. Dieser Tag scheint mir doch nicht so egal zu sein, ich will es mir nur nicht eingestehen. Und ich habe mir Weihnachtsgeschenke gekauft und sie schon unter meinen Baum gelegt. Sie sind nicht verpackt, ich weiß ja, was drin ist. Aber etwas kurios ist es schon, dass ich mich selbst beschenke. Ich folge wieder mal nur den Anweisungen von Frau Munk. »Schenken Sie sich doch einmal was! Etwas, was sie schon immer haben wollten.« Gut. Aufgabe erledigt. Bisher sind keine Komplikationen aufgetaucht. Keine Auswüchse, kein Alkohol, kein tiefes Loch. Hin und wieder kullert eine Träne, weil ich mir vorstelle, wie sie alle jetzt inmitten ihrer Familien sitzen, fröhlich und lachend die Gemeinsamkeit feiern. Ich übe mich in Geduld, nicht an alle Glücklichen zu denken, die in vollster Harmonie zusammen sind und sich einander freuen. Ich gönne es ihnen. Und manchmal wiederum nicht. Ich erwische mich dabei, obwohl ich wirklich ein herzensguter Mensch bin – denke ich. Und es ist schön zu sehen, wenn andere Menschen strahlen. Nur dann, wenn ich nicht strahle und die anderen es tun, dann fange ich an zu winseln. Ich übe mich in Geduld, weil man mir in der Klinik oftmals das Wort »Aushalten« ins Gesicht schleuderte. Es gäbe Situationen, die man nicht ändern kann. Sie sind da und man muss sie überstehen. Aushalten. Bis sie von alleine wieder verfliegen. Gar nicht so einfach. Manchmal könnte ich platzen, toben und ausrasten, alle anschreien – mich inklusive. Ich übe mich in Geduld, bis ich es kann. Bis ich es aushalte. Alles, was mir begegnet und nicht veränderbar ist. Alles, was zu mir kommt und ich nicht verstehe. Alles, was da ist, so wie es ist. Ich übe so lange, bis mir es nichts mehr ausmacht und bis ich mich selbst aushalte.

Aber heute bin ich erstaunlicherweise einigermaßen stabil. Ein Geschenk ist daran schuld, eines, was noch nicht unter dem Baum liegt. Und ich freue mich darauf. So sehr, dass ich momentan nur daran denken kann. So sehr, dass ich mich behutsam und genau darauf vorbereite. So sehr, dass ich tagträume und dabei lächle. Ach, könnte dieser Zustand bloß von Dauer sein. Ich versuche, diesen positiven Gedanken festzuhalten, damit er mich über die Feiertage rettet und schweben lässt, als wäre alles gar nicht so schlimm. Es ist doch nur Weihnachten.

Dreißig. Kampfansage.

Der Jahreswechsel ist überstanden. Nachher fühlt sich nicht anders an als vorher. Gedanken machen sich breit. Fragen über Fragen. Wie wird es dieses Jahr sein? Wie schaffe ich die kommenden Herausforderungen? Wie überwinde ich depressive Phasen? Wie wird es mir am Ende des Jahres gehen? Schlimmer oder besser? Ein Glück kann man nicht in die Zukunft sehen. So bleibt alles spannend, aber auch alles ungewiss. Und Ungewissheit kann sehr quälend sein.

Der Januar ist vollgestopft mit Aufgaben. Ausmisten, Hab und Gut einpacken, Umzug in eine neue Stadt, tragen, schleppen, wieder auspacken, abmelden, ummelden, anmelden – und dazu noch einen Hundewelpen erziehen. Ja, ich habe es getan. Ich habe mir einen Wunsch erfüllt. Den, den ich schon seit meiner Kindheit hatte. Fury, Black Beauty – diese galoppierenden Tiere haben mich nie interessiert. Nein, ich schluchzte bei Lassie und wollte immer einen solchen Partner an meiner Seite haben. Natürlich kostet es Zeit und Geld, Verantwortung und Geduld. Meine Eltern hatten recht, ich hätte das in frühen Jahren nie stemmen können. Und jetzt? Jetzt bin ich krank, habe kaum Energie, kann mich kaum um mich selbst kümmern, aber in dieser unvernünftigsten Zeit aller Zeiten habe ich trotzdem eine Herzensentscheidung getroffen, obwohl sie mich an meine Grenzen bringt.

Kimba hat heute die frisch gewaschene Wäsche vom Wäscheständer heruntergezogen und sie durch die (noch nicht geputzte) Wohnung geschleift. Anschließend schlich sie sich heimlich in das Badezimmer und spielte ihr Lieblingsspiel: Klorollen zerfetzen. Und zwar ALLE! In einem Moment des Nichtbeachtens (meinerseits) pinkelte sie eine riesige Pfütze – mindestens einen halben Liter – auf den Imitat-Schafspelz-Teppich … Und darüber hinaus. Die Zewa-Tücher, mit denen ich den gelblichen See wegwischte, schmiss ich in die Toilette – war wohl zu viel für die Schüssel, denn sie verstopfte und das Spülwasser schwappte über. Währenddessen verschaffte sich mein Hund Zutritt zur Leckerli-Kammer und gönnte sich ein Festmahl. Dieses Festmahl war wiederum zu viel für sie: Kimba kotzte alles wieder raus und ich putzte schon wieder. Frische Luft musste her. Beim gemütlichen Spaziergang inklusive großem und kleinem Geschäft war Kimba hyperaktiv fröhlich und zerfetzte die Kot-Tüte mitsamt Inhalt … Mitten auf der Straße. Die Scheiße klebte nicht nur auf dem Asphalt, sondern auch an meinen Händen. Ich atmete tief durch.

Seit ich Hundebesitzerin bin, habe ich hunderte Gelegenheiten, um auszurasten, um meine Geduld, Fassung und Achtsamkeit zu verlieren. Und ich gebe zu: Ich stehe manchmal knapp davor. Ja, ab und zu werde ich laut und schimpfe. Sie ist klein, verspielt, hat nur Unsinn im Kopf, sie macht das, was Welpen halt so machen. Aber sie ist mein bester Lehrer. Denn sie lehrt mich, Ruhe zu bewahren und alles viel gelassener zu sehen. Genau das, was ich in den letzten Jahren nicht konnte. Gelassenheit. Es ist doch alles nicht so schlimm. Es ist doch kein Weltuntergang. Es ist doch alles Teil des (Hunde-)Lebens. Ich habe mir vorgenommen, einfach Zähne zu zeigen, wenn mal wieder ein Malheur passiert, es mit Spaß und mit Freude zu betrachten. Ohne Wut, ohne Stress, ohne Verkrampfung. Und es gelingt mir von Tag zu Tag besser, dank Kimba.

Aber vielleicht mute ich mir wirklich viel zu viel zu, mit den ganzen Aufgaben, die auf mich einprasseln. Vielleicht tut es aber auch ganz gut. So habe ich keine Sekunde lang die Gelegenheit, auf der Couch liegen zu bleiben und an die Decke zu starren. Ablenkung heißt meine neue Taktik. Doch merke ich jetzt schon, wie sehr es mich ermüdet. Ich bin nicht mehr diejenige, die auf Zack ist. Nicht mehr diejenige, die stundenlange Konzentrationsphasen locker wegstecken kann.

Fulltime-Job,
Fulltime-Freizeit,
Fulltime-Freundespflege,

Fulltime-für-alle-da-sein,

Fulltime-ich-bin-eine-emanzipierte-Frau-und-schaffe-alles-alleine-und-schnell.

Nein, die bin ich nicht mehr. Manchmal stört es mich, weil ich nicht verstehen kann, warum es kein Zurück mehr gibt. Und manchmal merke ich plötzlich, wie gut es mir tut, leicht zu sein. Ohne Druck, ohne Zeit, ohne Erwartungen an mich selbst. Ich versuche, alles in einem Tempo zu erledigen, das meinem Gemüt gerecht wird. Es ist sehr langsam geworden, aber ich darf mich nicht klein fühlen, sondern riesig. Alles, was ich schaffe, ist verdammt groß. Ein mächtiger Schritt nach vorne. Selbst, wenn ich an einem Tag nur die Scheiße meines Hundes wegmache, kann ich sehr stolz auf mich sein.

Einunddreißig. Jetzt.

Wenn man in der Vergangenheit feststeckt, kann man nicht loslassen. Und Gegenwärtiges hat keine Chance, deine Aufmerksamkeit zu erringen. In diesem Moment ist es mir egal. Wenn ich die Möglichkeiten sähe, die ich vielleicht hätte, wäre ich offener und befreit. Vielleicht begegnete mir schon das Glück und ich habe es nicht als solches bemerkt, weil ich dachte mein Glück liegt woanders. Aber dort liegt es nicht. Nur sehe ich es nicht. Stattdessen kralle ich mich an etwas, was nie sein wird, obwohl ich es mir so sehr wünsche. Der Wunsch wird nicht in Erfüllung gehen. Man sagt immer: Wenn du wirklich etwas willst, dann wirst du es auch bekommen. Das ist völliger Quatsch. Das, was du haben willst, muss dich auch wollen.

Ich stecke fest und habe kein Auge, kein Gespür und kein offenes Herz für all die Begegnungen, die ich jeden Tag erfahre und die jeden Tag eine Chance für mich bedeuten. Ich möchte nicht wissen, wie viele ich schon vertan habe. Den Vormittag verbringe ich mit Tränen – ständig denke ich über die verkorkste Vergangenheit und die schauerliche Zukunft nach. Ein Werkzeug aus meinem Notfallkoffer muss her, schnell! Ich schnappe mir Kimba und fahre in den Wald, um Sauerstoff zu tanken. Während ich auf dem Parkplatz meine

Jacke anziehe, hält plötzlich ein Auto. Ein junger, attraktiver Mann steigt aus und spricht mich freundlich auf mein rheinländisches Kennzeichen an, das ich immer noch besitze. Wo ich denn herkommen würde, ihm wäre mein Auto schon öfter in der Stadt aufgefallen, weil er ursprünglich auch aus dem Rheinland komme. Offensichtlich hat er Lust, sich mit mir zu unterhalten. Er hat Freude daran, mir zu begegnen. Doch statt mit Gegenfreude zu antworten, reagiere ich genervt und schleudere ihm einsilbige Wörter an den Kopf. Kein Bock auf Konversation, kein Bock auf Small Talk, kein Bock auf Menschen, kein Bock auf Mann. Ich bin zickig, schnippisch und unverschämt, weil ich jetzt in diesem Moment niemanden an mich heranlassen kann und will. Und ich mache dem Gegenüber mit meiner Körpersprache sehr deutlich klar, dass er sich verpissen soll. Schnell wünscht er mir dennoch liebenswürdig einen schönen Tag.

Ein paar Sekunden später verfluche ich mich für mein Verhalten. Verdammt! Wie konnte ich nur? Mein Herz und mein Kopf schweben im Gestern und im Morgen, sind nicht frei für die Gegenwart. Sind nicht frei für Neues. Sind nicht frei für das Leben. Wären sie es, würde ich genau jetzt mit einem netten, gutaussehenden Mann im Café sitzen.

Zweiunddreißig. Heilmittel.

Mal was Gutes kochen, mal eine Kerze anzünden, mal einen Grashalm zwischen die Zähne nehmen, mal die Augen schließen und lauschen, mal einem Fremden »Guten Tag« sagen, mal eine neue Body Lotion sanft auf dem Körper verteilen, mal eine Postkarte schreiben, mal einen riesigen Eisbecher verputzen, mal ein Gedicht lesen, mal ein Fußbad nehmen, mal einen Apfel pflücken, mal ein Papierschiff bauen, mal Seifenblasen machen, mal die Hände unter warmes Wasser halten, mal die Nägel bunt lackieren, mal ein Lied singen, mal ein Tier streicheln, mal mit dem Lippenstift eine Sonne auf den Badspiegel zeichnen, mal eine Nuss knacken, mal ein paar Blumen kaufen, mal eine Parkbank besetzen und Menschen beobachten, mal die Sterne zählen, mal auf den Fingern pfeifen, mal einen Knopf annähen, mal eine Muschel ans Ohr halten, mal einen Kuchen backen, mal auf einem Bein hüpfen, mal einem Autofahrer zuwinken, mal an einer Rose schnuppern, mal eine Wäscheklammer an das Ohrläppchen hängen, mal alte Fotos anschauen, mal durch den Regen spazieren, mal Kleingeld zählen, mal ein Paar neue Schuhe kaufen, mal laut Musik hören, mal Grimassen schneiden, mal barfuß über eine Wiese laufen, mal gegen einen Ball treten, mal in eine Zitrone beißen, mal einen guten Tee trinken, mal die Arme ausbreiten, mal unter einem

Baum sitzen, mal ein Geschenk einpacken, mal frisches Brot an die Nase halten, mal Gummibärchen nach Farben sortieren, mal mit den Fingern das Gesicht ertasten, mal die Pobacken zusammenkneifen, mal ein Kreuzworträtsel lösen, mal ein Strichmännchen zeichnen, mal weichen Stoff anfassen, mal in frische Bettwäsche einkuscheln, mal ein Stück Schokolade auf der Zunge zergehen lassen, mal eine Wärmflasche auf den Bauch legen – mal Kleinigkeiten achtsam erleben, um das Leben lebendig zu machen.

Dreiunddreißig. Vernunft.

Nach monatelanger Abstinenz sitze ich erneut in einem Wartezimmer. Ich wollte es schon wieder alleine schaffen und habe kläglich versagt. Um Hilfe zu bitten, ist für mich immer noch eine Schande, obwohl ich es mittlerweile besser wissen müsste. Aber so wurde ich erzogen. Unabhängigkeit, Stolz, Ehrgeiz. Leistung, Leistung, Leistung – Jammern verboten. Und nun sitze ich da wie ein Häufchen Elend und verkörpere nicht mal ansatzweise diese taffe Frau, die ich einst gewesen bin. Um ehrlich zu sein: Jetzt weiß ich, dass ich es nie wirklich war. Alles nur ein Rollenspiel. Niemand hat gemerkt, wer ich wirklich bin und was ich wirklich will. Nicht einmal ich selbst.

Meine von der Klinik beantragte therapeutische Nachsorge hat nicht stattgefunden, da ich wieder auf einer Liste gelandet bin. Monatelanges Warten erwünscht. Irgendwie scheint mich das Pech zu verfolgen. Es gibt kein Auffangnetz und keinen doppelten Boden – den Notfallkoffer musste ich alleine weitertragen. Eine Zeit lang hat es ganz gut funktioniert. Man sagt, dass sich die positive Wirkung eines Klinikaufenthalts erst nach Wochen im Alltag bemerkbar macht. Das ist wahr, so war es bei mir auch. Aber die Energiereserven sind wieder aufgebraucht. Die Augen füllen sich wieder mit Tränen. Das Einigeln hat wieder begonnen.

Also quäle ich mich erneut in eine Allgemeinarztpraxis, um Hilfe zu bekommen. Ein Kraftaufwand per excellence. Aufstehen, bewegen, Telefonnummer raussuchen, anrufen, reden, hinfahren, anmelden, überall fremde Menschen – furchtbar. »Heute sterbe ich«, lese ich in meinem mitgebrachten Buch von Andreas Altmann und stimme zu. Mir ist nicht nach bunten Frauenmagazinen und niveaulosem Gedusel, ich brauche etwas für meine Gehirnzellen. Für die paar, die mir noch geblieben sind und die meinen übermäßigen Alkoholkonsum überlebt haben.

Das Tolle an einem Wartezimmer ist, dass es einem Zeit gibt. Die hat man sonst auch, aber inmitten dieser kahlen, sterilen vier Wände spürt man sie ganz intensiv. Wer sie nicht nutzt, ist selber schuld. Ich nutze sie und lese einen Bestseller, während mich die anderen, wartenden Patienten anstarren. Mag sein, dass ich wiedermal Gespenster sehe, aber ich fühle mich beobachtet, weil ich anders bin. Und Anderssein starrt man an.

Nach ein paar Minuten werde ich aufgerufen. Ich packe mein Buch ein, verlasse die Gaffer und begebe mich schleichend ins Behandlungszimmer. Keine Ärztin weit und breit. Ich warte. Acht Monate versuchte ich, mich über Wasser zu halten. Mit Gesprächen unter Freunden, mit Hund, mit Sonne, mit Umzügen, mit Schreiben, mit Oberflächlichkeiten, mit Ablenkungen. Irgendwie.

Aber nun gehe ich wie Jack und Kate auf der Titanic unter. Ich pfeife verzweifelt um Hilfe, aber das Rettungsboot kommt nicht.

Ich bin neu hier in diesem kleinen Ort am Meer. Jeder kennt jeden. Aber ich nicht. Auch nicht die Ärztin. Wie wird sie sein? Ist sie nett? Ist sie hübsch? Ist sie einfühlsam? Kennt sie sich mit D-Patienten überhaupt aus? Ich habe Angst. Vielleicht versteht sie mich nicht, so wie viele Hausärzte sich noch gar nicht mit diesem Thema beschäftigt haben, Erfahrungsberichte zeigen es. Und das, obwohl wir mittlerweile zu den Volkskranken zählen, aber niemand redet gerne darüber.

Um mich zu beschäftigen, schaue ich mich um. Ein typisch chaotischer Mediziner-Schreibtisch, eine Behandlungsbank mit frisch aufgezogener Papierlage, ein gefülltes Regal mit Medizinbüchern, ein Skelettposter an der weißen Wand. Die Spritzen steril eingepackt, das obligatorische Waschbecken für die Bakterienreinigung, der neutrale Geruch. Ich kenne mittlerweile viele Ärzte, die unterschiedlicher nicht sein können. Aber eines haben sie alle gemeinsam: diese öde, langweilige Inneneinrichtung! Kein Wunder, dass man noch kränker herausgeht, als man hineingegangen ist. Negative Energien können einem wirklich die Laune verderben. Selig soll der Tag sein, an dem ich einen Behandlungsraum betrete, der pinke Wände, ein Plüschsofa und Duftkerzen besitzt.

Gekonnt scanne ich alle Buchtitel im Schnelldurchlauf ab, in der Hoffnung irgendwas über Psychosomatik zu finden und um sicher zu gehen, dass hier gleich jemand hereinkommt, der Ahnung von dem Thema hat. Nichts. Gar nichts. Pathologie, der menschliche Körper, Diabetes, Herz-Kreislauf-Erkrankungen, aber weit und breit kein Buch über die menschliche Seele. Doch, da! »Die Symptome der Schizophrenie«. Immerhin kennt sie sich mit den Härtefällen aus -- vorausgesetzt sie hat dieses Buch gelesen. Ich bezeichne mich auch als Härtefall und bin etwas beruhigt.

»Guten Morgen, was kann ich für Sie tun?«

Energisch betritt eine kurzhaarige, dürre Blondine den Raum. Sportlich, maskuline Gesichtszüge, nett. Ein Kumpeltyp. Sie starrt mich fragend an. Ich starre zurück. Stille.

1, 2, 3 – los.

»Ich leide an einer Depression, war schon in stationärer Behandlung und jetzt geht‘s mir wieder schlecht.« Geschafft.

»Seit wann?«

»Äh ... Was meinen Sie?«

»Seit wann leiden Sie an der Depression?«

»Seit 2008.«

»Sind Sie zurzeit in Behandlung?«

»Nein.«

»Warum nicht?«

»Erst hat die Nachsorge nicht stattgefunden, dann wollte ich alleine weitermachen.«

»Gut.«

Gut? Was ist daran gut?

»Nehmen Sie Medikamente?«

»Nein.«

»Warum nicht?«

»Ich will nicht.«

»Haben Sie einen Job?«

»Ja.«

»Haben Sie Schwierigkeiten ihn gut zu erledigen?«

»Ja.«

»Sie können nicht schlafen und trinken Alkohol?«

»Ja.«

»Sie fangen gleich an zu weinen?«

Schnurstracks knallt sie mir eine Kleenex-Box vor die Nase. Ich weine.

»Frau Salkowski, ich sage Ihnen jetzt mal was. Sie werden es nie alleine schaffen. Sie können es nicht alleine schaffen. Auch, wenn Sie es immer und immer versuchen.«

Die Frau ist gut. Ich nicke und schluchze.

»Ich weiß.«

Vierunddreißig. Inklusive.

Die Nächte sind lang. Das Ungeheuer piekt mich und lässt mir keine Ruhe. Immerhin kann ich noch auf meinem Laptop rumtippen, surfe durchs Internet, schaue mir belangloses Zeug an und warte darauf, das irgendwas passiert. Minütlich aktualisiere ich die Bild.de-Seite, um nichts zu verpassen – wenn ich schon nicht da draußen mitmischen kann, möchte ich wenigstens auf dem neuesten Stand des Klatsches und Tratsches sein. Ich fühle mich einsam, aber ich möchte reden. Niemand von meinen Freunden ist momentan zur Stelle. Außerdem brauche ich gerade was Anderes. Ein Online-Single-Portal muss wieder her. Ich möchte da hin, wo sich die Nachteulen aufhalten, wo sie sich tummeln, um Seelen zu treffen, die genauso lechzen, wo sich ledige Männer und Frauen virtuell beschnuppern und befummeln, um ihrem Frust zu entkommen. Hoffnungsvolle, die nach was suchen, was sie noch nicht gefunden haben, gar nie finden werden, weil sie nach den Falschen Ausschau halten. Aber es ist egal, denn es ist besser hier zu sein als nirgendwo, auch wenn man nur in der »Reste-Rampe« wühlt und die guten Schnäppchen ziemlich schnell vergriffen sind. Ich habe beschlossen, diesmal alles anders zu machen als bisher, einfach ich zu sein, mit allen Konsequenzen. Ich werde jede Frage ehrlich beantworten und eine Egal-Haltung einnehmen.

Nur Minuten nach der Anmeldung bekomme ich eine erste Nachricht von JohnDoe72, der mich mit einem klugen Zitat von Bertolt Brecht sofort in seinen Fängen hat (manche Männer wissen einfach, wie es geht). Wir schreiben hin und her, ganz frei und frisch, fast zwei Stunden. Er versteht meinen sarkastischen Humor und ich den seinen. Ein kreativer Kopf, das mag ich. Er sieht nett aus. Er ist ganz bei mir. Er fragt mich, warum ich an einem Samstagabend nicht ausgehe. Jeder gehe doch am Samstag abends aus. Ich schreibe ihm, dass ich krank sei. Er fragt mich, was ich für eine Krankheit hätte. Ich halte mich kurz zurück und beschließe dann, ihm die Wahrheit zu erzählen, ganz nach meinem Plan. »Ich habe eine Depression.« Er antwortet nicht. Nach zehn Minuten endlich ein Feedback: »Sorry, war unter der Dusche. Ich melde mich ab, wir schreiben morgen weiter, ja?« Ich habe seitdem nie mehr wieder was von ihm gehört. Nächster Versuch.

Eine Nachricht von Zauberer. Langweiliger Text, aber ich antworte ihm, weil ich mich von seiner Attraktivität überreden lasse. Staatsanwalt, in Scheidung lebend, keine Kinder, Workaholic. Er macht mir Komplimente, eines schöner als das andere, er erwähnt in jedem Satz, wie toll ich sei. Er erzählt von seinen Fällen, von Gerichtsterminen und Mördern. Nicht gerade romantisch, aber mich interessiert es. Irgendwie kommen wir irgendwann auf das Thema Weihnachten zu sprechen, und er fragt mich, wie ich es letztes Jahr verbracht hätte. Und ich antworte und benenne die Umstände. Kein Kompliment mehr. Er verschwindet. Ohne ein Wort. Nächster Versuch.

Ich entdecke das Bild von PrinzPommes38. Er hat sich mit seinem Labrador ablichten lassen. Hundebesitzer sind bei mir willkommen, alles andere wird zur Nebensache. Ich schreibe ihm und punkte mit Erzählungen von Kimba. Wir führen eine tierische Konversation, entdecken Gemeinsamkeiten, philosophieren über Astrologie, Leberkäse und VW-Busse. Nach einer Weile fragt er mich, was ich mir für die nächsten Monate vorgenommen hätte. Ich sage ihm die Wahrheit: Mit meiner Depression leben lernen. Zu meiner Verwunderung geht er darauf nicht ein und schiebt ein neues Thema vor. Eine halbe Stunde später verabschiedet er sich mit den Worten. »Du, es tut mir leid, aber meine letzte Freundin war depressiv. Noch mal mache ich das nicht mit. Alles Gute.«

Völlig verheult gehe ich in die Küche und schmiere mir ein Käsebrot. Dazu Chips, Toffifee, Joghurt-Gums, Lakritzstangen und Wasabi-Erdnüsse. Ich gehöre leider nicht zu den Appetitlosen, wenn im Oberstübchen wieder die Hölle los ist. My sofa is my castle und dort bleibe ich, mindestens so lange, bis alles aufgegessen ist. Ich fühle mich so mickerig und wertlos und voller Schuld – wie ein Schwerverbrecher. Ich bin für andere zu anstrengend, zu anders, zu irgendwas. Willkommen im Knast der Unbeliebten. Hier bist du und hier bleibst du. Weil dich keiner mehr auch nur mit dem Arsch anschauen wird. Für immer und ewig.

Als ich mit extremen Bauchschmerzen den Laptop wieder aufklappe, um mich von diesem sinnlosen Dating-Portal abzumelden, fliegt mir eine Nachricht entgegen. Ackie schreibt. »Hallo, du bist anders! Und ich bin alleinerziehender Vater. Wollen wir reden?« Er liest, was ich zu sagen habe, aber er geht nicht. Er fragt nach. Er will alles wissen, über Symptome, Ursprung und Dauer. Er fragt, ob es mir gerade gut geht und was mit mir in einer tiefen Phase passiert. Er löchert mich. Er interessiert sich. Er möchte mich wirklich kennenlernen, mit allem Drum und Dran. Er möchte etwas beigebracht bekommen. Er akzeptiert. Und während ich ihm auf all seine Fragen eine Antwort gebe, kullern bei mir schon wieder die Tränen – vor Dankbarkeit.

Fünfunddreißig. Botschaft.

Seit Monaten lache ich wieder. Aus tiefstem Herzen! Es kam nicht von heute auf morgen, es kam eher schleichend. So, wie es meine Krankheit tat. Eines Morgens wachte ich auf und nahm sie bewusst wahr – diese pure Lust auf den Tag. Und ich dachte, es wäre nur vorübergehend, ein kleiner Sechser im Lotto, aber nein – sie ist immer noch da. Ich tue Dinge, die ich schon lange nicht mehr tat. Erst jetzt fällt mir auf, dass sie mir gefehlt haben. Ich habe es nur nie bemerkt, weil das Ungeheuer mir die Augen verband.

Ich bin umgezogen, schon zum dritten Mal innerhalb der letzten 18 Monate. Ich war auf der Suche nach einem Ort, der mir Freiheit schenkt und mir Schönheit zeigt. Der mich wieder zurückführt in eine Freude, die sich schon seit Jahren vergraben hat. Ein Ort, der mich an die Hand nimmt und durchatmen lässt. Und der mich wieder zum Leben erweckt. Nun habe ich ihn, vielleicht nicht auf Dauer. Aber er ist perfekt für diesen Moment.

Ein uriges Backsteinhaus mit einem verwilderten Garten, inmitten zwei großer Obstbäume, und ein baufälliger Hühnerstall. Sonnenblumen wachsen vor dem Küchenfenster und recken ihre Köpfe nach oben. Der Eingang wird von einem prächtigen Rosenbusch verdeckt. Die Wände sind krumm und schief, der Putz bröckelt von den Decken und ich habe Tage mit Renovierungsarbeiten verbracht. Es ist mein neues Zuhause, doch es ist nicht perfekt. Aber das macht nichts, denn ich bin es auch nicht. Vielleicht habe ich mich gerade deshalb in diese fehlerhaften vier Wände schockverliebt, die ich so wundervoll finde, dass ich mein Glück kaum fassen kann. Hier ist mein Herz, hier möchte ich sein, und ich weiß, dass ich die richtige Entscheidung getroffen habe.

Genau wie die andere Entscheidung: Vor drei Monaten habe ich einen neuen Job angenommen. Ich tat es, weil ich Geld brauchte, aber ich wusste von Anfang an, dass er nicht zu mir passen würde. Viel Druck, viel Verantwortung und Kollegen, die sich gegenseitig an den Stühlen sägen. Die Folge waren wiedermal Bauchschmerzen, Schlaflosigkeit und eine erhöhte Gefahr, dass das Ungeheuer wieder aus seiner Höhle gekrochen kommt. Heute habe ich eine radikale Waffe eingesetzt und meine Kündigung in den Briefkasten geschmissen – und dabei gelächelt. So verrückt und kopflos es auch sein mag, aber ich pfeife auf die Unvernunft und achte lieber darauf, was mir mein Körper sagt. Denn ich habe einen Vertrag zu erfüllen, den ich mit mir selbst abgeschlossen habe. Er besagt, dass ich einen Berg erklimmen muss. Mir stehen keine Hilfsmittel zur Verfügung, nur ein Rucksack. Aber eigentlich ist er mir keine große Stütze, denn er ist vollgepackt mit schwerer Last. Und meine Aufgabe ist es, den Gipfel zu erreichen. Da oben wartet etwas, was ich lange nicht mehr gesehen habe, etwas, was ich wiederhaben möchte. Also beginne ich mit dem Aufstieg und investiere meine gesamte Kraft, um mich voran zu bringen. Stück für Stück, ein Fuß nach dem anderen, zwischendurch tief einatmen, Pausen einlegen. Und während ich auf dem Weg bin, greife ich immer wieder in meinen Rucksack und werfe einen Ballast nach dem anderen ab. Ich trenne mich von dem, was mich hinunterziehen könnte, von dem, was mir Schmerzen bereitet, von dem, was mir Energie raubt. Alles, was ich die letzten Jahre mit mir herumgetragen habe, werfe ich nun einfach weg. Und von Mal zu Mal werde ich leichter und leichter. Je mehr ich loslasse, desto stärker werde ich. Und ich frage mich, warum ich das nicht schon früher getan habe. Und schimpfe insgeheim mit mir. Aber dann erkenne ich die Wichtigkeit und den Sinn dahinter. Denn alles ist gut für mich, auch das Unschöne, auch der Krieg gegen andere und mich selbst. Nur deshalb wurde ich zu dem Menschen, der ich heute bin. Und ich bin gut, so wie ich bin.

Ich fand kein Ziel. Irrte von einem Job in den nächsten, von Stadt zu Stadt, von Beziehung zu Beziehung, von Erwartung zu Erwartung, von Katastrophe zu Katastrophe. Ich flog in hundert Himmelsrichtungen, immer auf der Suche nach einem Heilmittel mitsamt Guru. Die Verzweiflung vermehrte sich, weil ich nicht einmal stillstand, sondern immer auf der Flucht vor mir selbst war – bis mich der Küchenfußboden bremste. Ich habe jedes Detail abgespeichert, jedes Bild, jede schlaflose Nacht, jede Träne, jedes Spiel mit dem Feuer, jedes unerträgliche Gefühl, das meinen Körper besetzte. Und nun knie ich vor mir und schwöre: »Nie wieder! Nie wieder werde ich meiner eigenen Hilflosigkeit so ausgeliefert sein!«

Die Sonne strahlt. Ich sitze in meinem Garten unter dem Birnenbaum und rauche eine Zigarette. Während Kimba quietschvergnügt eine Fliege jagt, schaue ich mir das schöne Chaos an, was hinterlassen wurde. Gestern Abend kamen die Nachbarn zum Grillen vorbei, ich hatte zur Einweihung eingeladen. Sie brachten liebevoll verpackte Geschenke, wir lachten, aßen und tranken bis 3 Uhr in der Früh. Wir froren, aber blieben draußen sitzen, weil wir so positiv abgelenkt waren von dem Dasein der anderen. Menschen, die fremd waren, wurden zu Freunden. Sie umarmten meine Seele und hießen mich herzlich willkommen.

Ich schließe die Augen und nehme einen tiefen Zug. Das Aufräumen kann warten. Geradezu magisch fühlt sich dieser Zustand an, der endlich wieder zu mir zurückgefunden hat und den ich jetzt ausgiebig genieße. Ich weiß nicht, wie lange er anhalten wird, denn mein Ungeheuer ist immer noch da. Aber wir haben nun ein Team gebildet, wir haben uns arrangiert. Und je positiver ich die Krankheit betrachte, desto schneller erreiche ich die Bergspitze. Mein Leben ist ein Chaos, doch das macht nichts. Ich fange an, es zu lieben und wertzuschätzen. Ich fange an, stolz darauf zu sein. Mein Rucksack ist fast leer und ich kann die Spitze schon erahnen. Dort oben wartet sie auf mich, mit einem Lächeln und offenen Armen. Sie ist alles, was ich haben möchte, was ich sein will. Nichts und niemand wird sie mir je wieder wegnehmen.

Ich öffne die Augen und gehe wieder ins Haus. Ich krame unter meinem Bett das große Flipchart-Papier hervor, das ich mir aus der Klinik mitgenommen habe und hänge es an die Wohnzimmerwand. Mit einem dicken, roten Edding überschreibe ich das vorhandene Gekritzel. Nur ein einziges Wort darf Platz darauf haben, nur eines, darf meine Richtung sein, nur sie darf mein Leben bestimmen – nur sie möchte ich besitzen: Genügsamkeit.

Nachwort

Heute lese ich einen Artikel im *Spiegel*. Catherine Zeta-Jones hat eine Depression. Beinahe fast jeden Tag entdecke ich in der weltweiten Nachrichtensphäre mindestens eine Schlagzeile, die über die Krankheit oder über ein Outing eines Prominenten berichtet. Immer mehr trauen sich ans Licht, weil sie in ihrer öffentlichen Position kaum die Chance haben, es zu vertuschen, aber auch, weil sie die Kraft ihrer Popularität ausnutzen möchten, um etwas zu bewegen. Es scheint wie ein Schneeballsystem zu funktionieren. Kaum outet sich eine Hollywood-Diva, machen es ihr am nächsten Tag gleich zwei oder drei andere nach. Ob sie sich damit nur in den Scheinwerfer schieben wollen, sei mal dahingestellt. Ausschlaggebend ist, dass sie es aussprechen.

Ein Glück gibt es sie. Diese Menschen, die auftreten, schreiben, Gruppen gründen, organisieren, helfen und unterstützen. Die berühmt sind und in die Öffentlichkeit treten, sich ins Fernsehen oder in eine Pressekonferenz setzen. Die nicht berühmt sind, aber trotzdem im Hintergrund die Fäden ziehen und sich engagieren. Die Aktiven, die Macher, die Sprachrohre, die Veränderer. Sie sind Vertreter der Depressionskranken, die nicht (mehr) in der Lage sind, ein Gesicht zu zeigen. Weil sie nicht möchten oder nicht mehr können.

Es wird Zeit, dass wir uns versammeln und vernetzen, dass wir aufstehen und Barrieren brechen. Denn ich empfinde es als Körperverletzung des Staates, wenn psychisch kranke Menschen monatelang auf einen Therapieplatz warten müssen. Es ist unzumutbar, unverantwortlich und unangebracht. Die machthaberischen Spielchen der Krankenkassen und der Politik haben gravierende Ausmaße und können manchen Erkrankten in den Tod ziehen. Zudem führen wir einen stetigen Kampf gegen die Verbohrtheit der Gesellschaft.

Wir brauchen keine Vorurteile, keine blöden Blicke, keine dummen Sprüche und keinen Bekloppten-Stempel. Es ist nicht nötig, dass Depressive ausgeschlossen werden, es ist nicht nötig, dass Depressive ihren Job verlieren – nur weil sie depressiv sind. Wir sind alle verantwortlich dafür, das Tabu zu vernichten und uns gegenseitig zu helfen. Für uns und für die Nachkommenden. Denn was bleibt uns auch anderes übrig, als uns gegenseitig an den Händen fest zu halten?

Danke

Meine Eltern – für die Kraft, die ihr aufbringt, weil es nicht immer leicht mit mir ist. Für die Unterstützung jeglicher Art, vor allem die finanzielle. Ich wäre ohne euch untergegangen.

Pascal, Nicole & Matti – für Familien-Spirit und seelischen Beistand. Für die Rückendeckung. Für Verständnis und Freiraum. Für das Tante-Sein.

Luke – für das Festhalten, trotz launischer Attacken. Für Präriekämpfe, die wichtig waren. Für das Augen-Öffnen. Für andere Sichtweisen. Für das Erledigen von Dingen. Für dreimal Umzugshelfer. Für das Basteln. Für dein Herz. Für Freudenkreise.

Rob – für die Wiederbelebung. Für den wichtigsten Moment. Für Ruhe. Für Tiefsinn. Für Humor in den schwersten Phasen. Für Sushi-Orgien. Für Träume. Für Peachy‘s.

AA – für die Muse. Für Weisheit. Für das Gefühl, begehrt zu sein. Für dein Temperament. Für den Arschtritt.

Henry – für Pfff …

Jörg, Marie & Amadeus – für Spaß und Lachen. Für Ablenkung. Für gemeinsame Tränen. Für offene Arme. Für ein Bett. Muuuuuah!

Hanna – fürs Sorgen-anhören. Kaffeekränze, Geschenkemachen und über Berg & Tal wandern.

Kathrin – für deine Hand. Für deine Erfahrung. Für deinen unermüdlichen Einsatz. Für dein Beistehen. Für deine Ideen. Für Herzlichkeit.

Jens – für nächtelanges Mailschreiben und Sich-gegenseitig-sein-lassen. Für viel Inspiration.

Christine – für klare Worte. Für die Kraftspende. Für Geschenke.

Peter – für das Kümmern um unser Patenkind. Für schwäbische Scherze. Für Spontanität.

Sebastian, Kathi, Edi & Matze – für eine unvergessliche Tour. I follow rivers!

Andy, Georg, Yvonne, Dennis, Dirk, Mike, Irmgard, Micha, Thomas, Herb, Hajo, Peterli, Sonja, Falko – für das Kontakthalten. Für aufmunternde Worte. Für die Sorgen.

Marek & Irina – für eine vorbildliche Liebe, die auch jede beschissene Krankheit überstehen kann.

Tobi – für Wiederkontakthaben und Löwengebrüll, der aus deinem Mund kommt. Weil du bis zum letzten Millimeter nicht aufgeben wirst und nebenbei noch pure Lebensfreude verteilst.

Gruppe 1 am See – für den Zusammenhalt. Für die Geschichten. Für Freudentränen.

Thomas Berg – für das Ablichten. (www.bilderberg.tv)

Anna Stühff – für das Schönmachen. (http://annastuehff.de)

Manuela Kinzel – für das erste Ja-Sagen.

Gentle Art – fürs zweite Ja-Sagen. Ganz besonders Karsten, der sich ganz besonders viel von mir anhören musste. :-)

Christiane Geldmacher – für die Politur.
(www.textsyndikat.de)

Kimba – für Unbeschwertheit. Für die Therapie.

Leser des sonnengrau-Blogs – für rührende Nachrichten. Für Anteilnahme. Für Dankbarkeit.

Meine Ärzte und Therapeuten – für die Wegbegleitung. Für die Seelenwerkstatt.

Das Radio sonnengrau-Team – für das Heldensein! Ohne Euch wäre alles nichts. (www.radiosonnengrau.de)

Meine Wacken-Crew Heyka, Chris, Sven, Arne, Björn & Saba – für zwischendurch mal Freisein, viel Blödelei, viel Alkohol und mich kopflos machen.

Ein ganz besonderer Dank geht an folgende Organisationen & Projekte:

Deutsche DepressionsLiga e.V.
(www.depressionsliga.de)

Stiftung Deutsche Depressionshilfe
(www.deutsche-depressionshilfe.de)

Deutsches Bündnis gegen Depression e.V.
(www.buendnis-depression.de)

Mood Tour
(http://mut-tour.de)

Robert Enke Stiftung
(www.robert-enke-stiftung.de)

Freunde fürs Leben e.V.
(www.frnd.de)

Radio sonnengrau
(www.radiosonnengrau.de)

Anmerkungen:

Copyrightangaben zum Text in Kapitel 6 »Berührung«:

»Immer wieder geht die Sonne auf«
K: Udo Jürgens
T: Thomas Hörbiger, Udo Jürgens
V: Montana, Aran

Kontaktdaten:

www.tanja-salkowski.de
www.radiosonnengrau.de

Impressum:

schwarzweissradio c/o Gentle Art
22869 Schenefeld Osterbrooksweg 19
post@schwarzweissradio.de
www.schwarzweissradio.de

Satz: Kathrin Spiegelberg, Weil im Schönbuch
www.spika-design.de

6. Auflage 2017

ISBN 978-3-943745-02-3